糖尿病

让血糖降下来

干货分享

陈伟

北京协和医院临床营养科副主任
主任医师，硕士生导师

编著

中国轻工业出版社

图书在版编目（CIP）数据

糖尿病让血糖降下来干货分享 / 陈伟编著 . —北京：
中国轻工业出版社，2019.10

ISBN 978-7-5184-2568-6

Ⅰ.①糖…　Ⅱ.①陈…　Ⅲ.①糖尿病—防治
Ⅳ.①R587.1

中国版本图书馆 CIP 数据核字（2019）第 145500 号

责任编辑：付　佳　王芙洁
策划编辑：翟　燕　付　佳　王芙洁　责任终审：张乃東　封面设计：悦然文化
版式设计：杨　丹　　　　　　　　责任校对：晋　洁　责任监印：张京华

出版发行：中国轻工业出版社（北京东长安街 6 号，邮编：100740）
印　　刷：北京博海升彩色印刷有限公司
经　　销：各地新华书店
版　　次：2019 年 10 月第 1 版第 1 次印刷
开　　本：720×1000　1/16　印张：14
字　　数：230 千字
书　　号：ISBN 978-7-5184-2568-6　定价：48.00 元
邮购电话：010-65241695
发行电话：010-85119835　传真：85113293
网　　址：http://www.chlip.com.cn
Email：club@chlip.com.cn
如发现图书残缺请与我社邮购联系调换
181104S2X101ZBW

　　《中国2型糖尿病防治指南（2017）》指出，40年来，随着我国人口老龄化与生活方式的变化，糖尿病从少见病变成一个流行病，糖尿病患病率从1980年的0.67%飙升至2013年的10.4%。与此同时，肥胖和超重人群糖尿病患病率显著增加。

　　没得糖尿病的人如何远离它？得了糖尿病怎么办？如何预防糖尿病并发症？

　　为了解决上面的问题，我们策划了这本书，满满的糖尿病干货分享给大家。糖尿病前期千万不可疏忽大意，要重视起来，改变不健康的生活方式，均衡饮食、适度运动、规律作息，将体重控制在正常范围内，有效阻断糖尿病的脚步。如果已经加入了糖尿病大军，也不必沮丧，其实这是身体在向你发送信号，提醒你该调整生活方式了，饮食上注意点儿，平时多动动，能站着就别坐着，能走一走就别站着，长期坚持下来，血糖控制住了，一样生活得很有质量，同时，也可避免糖尿病并发症缠身。

　　说到底，糖尿病是一种生活方式病。糖尿病患者要保持良好的心态，学会与"糖"共舞。糖尿病患者每天都需要通过饮食、运动、药物等手段来控制血糖。除了按医生要求用药外，其他手段也要求患者很好配合，所以这是一种不能单纯依赖医生而更多依靠自己的疾病。

　　其实说了这么多，无非是想告诉患糖尿病的朋友们，你的健康你做主，改变不良的生活方式，一样可以享受高品质生活。

目录
— CONTENTS —

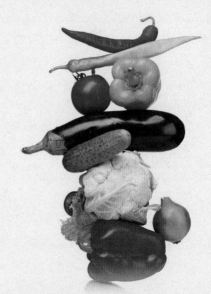

图说极简"三五"防糖法，稳血糖、防并发症

第1章 糖尿病饮食原则，照着吃，平稳血糖不太难

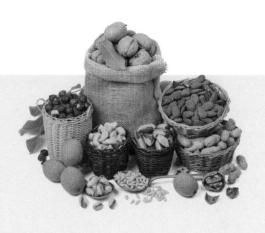

第2章 三餐食物这样吃，平稳控血糖

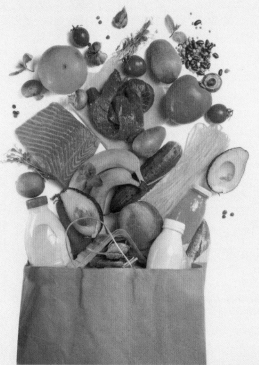

第3章 运动是最好的降糖药，坚持下去就有效

第4章 糖尿病居家科学用药，避免不良后果

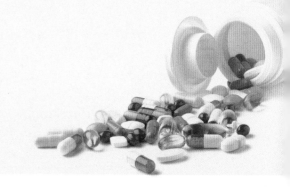

第 **5** 章　防治糖尿病并发症，做到控糖、护血管两不误

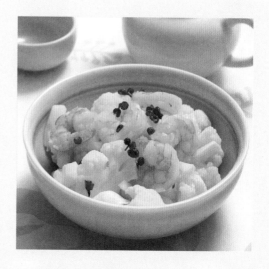

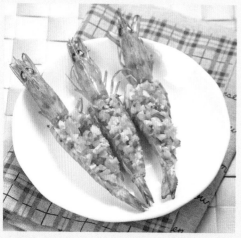

图说极简"三五"防糖法，稳血糖、防并发症

糖尿病的判断标准

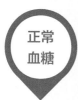

正常血糖

空腹血糖（FPG）＜ 6.1 毫摩 / 升
餐后 2 小时血糖（2hPG）＜ 7.8 毫摩 / 升

6.1 毫摩 / 升≤空腹血糖＜ 7.0 毫摩 / 升
餐后 2 小时血糖＜ 7.8 毫摩 / 升

空腹血糖受损

糖耐量受损

空腹血糖＜ 7.0 毫摩 / 升
7.8 毫摩 / 升≤餐后 2 小时血糖＜ 11.1 毫摩 / 升

75 克糖耐量试验
空腹血糖≥ 5.1 毫摩 / 升
或餐后 1 小时血糖≥ 10.0 毫摩 / 升
或餐后 2 小时血糖≥ 8.5 毫摩 / 升

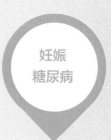

妊娠糖尿病

糖尿病

空腹血糖（FPG）≥ 7.0 毫摩 / 升
或餐后 2 小时血糖，或随机血糖≥ 11.1 毫摩 / 升
糖化血红蛋白（HbA1C）≥ 6.5%

糖尿病有哪些并发症

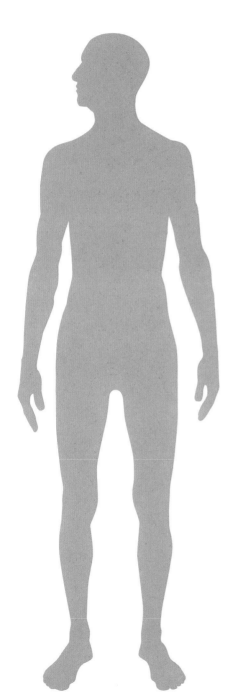

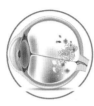
双眼视力下降，甚至失明

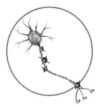
神经系统病变，出现感觉障碍、运动障碍等

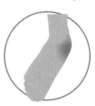
糖尿病足，疼痛、溃疡，严重者可致截肢

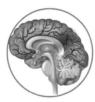
脑出血、脑卒中等

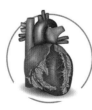
心血管系统病变，出现高血压、冠心病等

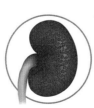
糖尿病肾病

图说极简「三五」防糖法，稳血糖　防并发症

"三五"防糖法要牢记

糖尿病是一种可防可控的疾病，践行"三五"防糖法，可以达到很好的防与控的效果。

第一个"五"
预防糖尿病的"五个要点"

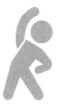

第一要点
多懂一点

第二要点
少吃一点

第五要点
药用一点

第三要点
勤动一点

第四要点
放松一点

第二个"五"
治疗糖尿病的"五驾马车"

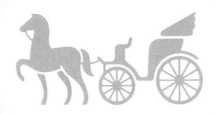

第一匹马
教育和心理

第二匹马
饮食治疗

第五匹马
病情监测

第三匹马
运动治疗

第四匹马
药物治疗

注：教育和心理，即增加糖尿病知识，减少无知的代价。

第三个"五"
远离并发症的"五项达标"

第一达标
**体重达标，
避免肥胖**

第二达标
**血糖达标，
才能完美控
制糖尿病**

第五达标
**血黏度达标，
让血管畅通
无阻**

第三达标
**血压达标，
别让糖尿病
遇上高血压**

第四达标
**血脂达标，
预防大血管病变**

第**1**章

——

糖尿病饮食原则，
照着吃，平稳血糖不太难

控制总量不超标，减体重、调血糖

计算每日所需的总热量

为了让读者朋友更好地掌握糖尿病患者日常的饮食方法，我们用下面的这个例子一步一步地详细讲解：王先生，58 岁，身高 170 厘米（1.70 米），体重 85 千克，从事办公室工作，患糖尿病 4 年，一直采用单纯的饮食治疗，没有出现明显的并发症。接下来，将为大家演示一下怎样为其安排日常的饮食。

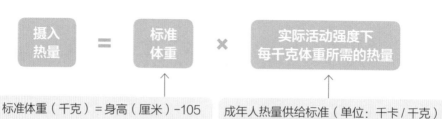

标准体重（千克）＝身高（厘米）－105

以王先生为例，来教大家计算其热量需求。
标准体重 = 170（厘米）－105 = 65 千克
BMI = 85（千克）÷ [1.7（米）]² = 29.4，
属肥胖
办公室员工属于轻体力劳动，按照成年人热量供给标准看，王先生应摄入 20~25 千卡 / 千克
王先生每日所需总热量 = 65×（20~25）
= 1300~1625 千卡。
这里取 1600 千卡，方便计算。

成年人热量供给标准（单位：千卡 / 千克）

劳动强度	消瘦	体重正常	超重或肥胖
轻体力劳动	35	30	20~25
中等体力劳动	40	35	30
重体力劳动	40~45	40	35

中国成年人身体质量指数标准

消瘦：< 18.5
正常：18.5~23.9
超重：24~27.9
肥胖：≥ 28

判定现有体重消瘦还是肥胖
← BMI（身体质量指数）=
现有体重（千克）÷ [身高（米）]²

轻体力劳动
以站着或少量走动为主的工作，如教师、办公室工作者等
中等体力劳动
如学生的日常活动等
重体力劳动
如体育运动，非机械化的装卸、伐木、采矿、砸石等劳动

合理分配一日三餐

确定三餐的热量分配比例

每日所需总热量计算好后，可以按照自己的饮食习惯，按早、中、晚各占1/3，或早餐1/5，午餐、晚餐各2/5的比例来分配。比例规定之后不能随意更改，严格按照规定进食。

举例

在前面的例子中我们计算出了王先生每日需要的总热量为1600千卡，如果按早、中、晚各1/3的比例来分配三餐的热量，即：

早餐的热量
1600千卡 × 1/3 ≈ 530千卡

中餐的热量
1600千卡 × 1/3 ≈ 530千卡

晚餐的热量
1600千卡 × 1/3 ≈ 530千卡

举例

王先生如果按早餐、午餐、晚餐各1/5、2/5、2/5的比例来分配三餐的热量，即：

早餐的热量
1600千卡 × 1/5=320千卡

中餐的热量
1600千卡 × 2/5=640千卡

晚餐的热量
1600千卡 × 2/5=640千卡

计算三餐的主食量

要计算主食量，必须先计算糖尿病患者每天应该摄入多少碳水化合物。碳水化合物的供热比一般为总热量的55%~60%。

举例

例如，王先生每天需摄入1600千卡的热量，我们设定碳水化合物的供热比为56%，即（1600×56%）=896千卡的热量由碳水化合物提供。又因为1克碳水化合物提供热量4千卡，所以王先生每天宜摄入碳水化合物224克（896÷4）。

除了主食，奶类、水果及其制品也能提供一些碳水化合物，蔬菜能提供很少量的碳水化合物（肉蛋类、鱼虾类等高蛋白食物含糖极少，可以忽略不计）。为简便起见，每日奶类、水果和蔬菜中的碳水化合物总量按50克估算。

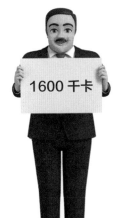

1600 千卡

第1章 糖尿病饮食原则 照着吃，平稳血糖不太难本例（总1600千卡）中，王先生每天应通过主食提供碳水化合物174克（224-50=174）。

用每日应该由主食提供的碳水化合物除以主食中碳水化合物的含量（百分比），即为全天主食摄入量。

本例假设174克碳水化合物全由谷类提供，谷类中碳水化合物含量多为75%（干重），因此王先生每天应摄入谷类约232克（174÷75%=232），此为粮食生重。

主食分餐

把上述每日主食按照一定比例分配一日三餐，如按早餐占1/5，午餐、晚餐各占2/5的比例来分配，则早餐摄入46克主食（生重），中餐、晚餐各摄入93克主食（生重）即可。

确定副食量

副食是指除主食外，用来下饭的蔬菜、肉类、蛋、豆类及其制品、奶及奶制品、水果、油脂等。每天需要的热量减去主食量，即为副食量。

一般情况下，糖尿病患者每天的副食品种及用量大致如下：

副食品种	推荐用量
蔬菜	500克（早餐100克，午餐、晚餐均为200克）
肉类	100~150克（早餐20~30克，午餐、晚餐为40~60克）
蛋类	1个鸡蛋（以一周3~5个为好）
豆类及其制品	50~100克
奶及奶制品	300克
水果	200克（在病情允许的情况下食用），上午、下午加餐
油脂	不超过25克

陈伟
有话说

吃这两种食物时尤其需要减少主食

一种是含糖量过高的食物，如绿豆、红豆、红薯等含糖量均在20%以上，土豆、山药、芋头、蚕豆、豌豆、慈姑、菱角等含糖量也在15%以上。这些食物不宜吃得太多，否则会直接影响血糖，使餐后血糖升高。

另一种是脂肪含量过高的食物，如芝麻酱、蛋黄，以及花生、瓜子、榛子、松仁等，摄入过多对控制血糖很不利。

所以，糖尿病患者特别是超重或肥胖的糖尿病患者，在较大量进食以上两类食物时应将热量计入全天摄入热量之中，并减少主食的量。

学会食物交换份法，也能一饱口福

"90千卡"为一份的食物交换份

食物交换份法是营养学上的一个概念，凡能产生90千卡热量的食物即为一个食物交换份。换句话说，每个食物交换份的食物所含的热量都是90千卡，但其重量可以不同。例如，1个食物交换份的食物相当于米面25克、绿叶蔬菜500克、水果200克、牛奶160克、瘦肉50克、鸡蛋50克、食用油10克等。

因此，运用食物交换份法，糖尿病患者就可以比较自由地选择不同的食物，品尝不同佳肴，使饮食不再单调。

食物交换份的种类

食物交换的四大组（八小类）内容和营养价值表

组别	类别	每份重量/克	热量/千卡	蛋白质/克	脂肪/克	碳水化合物/克	主要营养素
谷薯组	谷薯类	25	90	2.0	—	20.0	碳水化合物、膳食纤维
蔬果组	蔬菜类	500	90	5.0	—	17.0	矿物质
	水果类	200	90	1.0	—	21.0	维生素、膳食纤维
肉蛋豆组	大豆类	25	90	9.0	4.0	4.0	蛋白质、膳食纤维
	奶制品	160	90	5.0	5.0	6.0	蛋白质、钙
	肉蛋类	50	90	9.0	6.0	—	脂肪、蛋白质
油脂组	坚果类	15	90	4.0	7.0	2.0	脂肪、蛋白质
	油脂类	10	90	—	10.0	—	脂肪

计算份数，分配食物

还是以上文王先生为例。

食物交换的份数 = 每日需要的总热量（千卡）÷90（千卡）=1600÷90 ≈ 18（份）

由得出的数值我们知道，患者王先生每天需要的食物份数约为18份。知道了食物交换份的份数，就可以根据自己的饮食习惯和口味来选择并交换食物了。如王先生每天所需的交换份数为18份，可这样选择：主食250克（10份），蔬菜500克（1份），肉蛋类150克（3份），牛奶250克（1.5份），油脂20克（2份），一共17.5份，约合18份。

下面是常见食物的食物交换份表：

等值肉蛋类食物交换表

每一交换份肉蛋类食物提供蛋白质9克，脂肪6克，热量90千卡。

食　　物	重量／克	食　　物	重量／克
熟火腿、香肠	20	松花蛋（大个带壳）、鸭蛋	60
肥瘦猪肉	25	鸡蛋清	150
熟叉烧肉（无糖）、午餐肉	35	草鱼、比目鱼、鲤鱼、甲鱼	80
熟酱牛肉、熟酱鸭	35	大黄鱼、鳝鱼、鲢鱼、鲫鱼	80
猪瘦肉、牛肉、羊肉	50	对虾、青虾、鲜贝	100
排骨（带骨）	50	兔肉	100
鸭肉	50	蟹肉、水发鱿鱼	100
鹅肉	50	带鱼	80
鸡蛋粉	60	鹌鹑蛋（6个带壳）	60
鸡蛋（大个带壳）	60	水发海参	350

等值蔬菜类食物交换表

每一交换份蔬菜类食物提供蛋白质5克，碳水化合物17克，热量90千卡。

食　　物	重量／克	食　　物	重量／克
鲜豌豆	70	韭菜、茴香、茼蒿	500
百合、芋头	100	芹菜、甘蓝、莴笋	500
山药、荸荠、藕、凉薯	150	黄瓜、茄子、丝瓜	500
胡萝卜、洋葱、蒜苗	200	芥蓝、小白菜	500
鲜豇豆、扁豆、四季豆	250	空心菜、苋菜、龙须菜	500

食　物	重量/克	食　物	重量/克
南瓜、菜花、冬笋	350	绿豆芽、鲜蘑菇、水发海带	500
白萝卜、柿子椒、茭白	400	西葫芦、番茄、冬瓜、苦瓜	500
大白菜、圆白菜、菠菜、油菜	500		

等值谷薯类食物交换表

每一交换份谷薯类食物提供蛋白质2克，碳水化合物20克，热量90千卡。

食　物	重量/克	食　物	重量/克
大米、小米、糯米、薏米	25	绿豆、红豆、干豌豆	25
高粱米、玉米糁、玉米面	25	油条、油饼、苏打饼干	25
面粉、混合面	25	烧饼、烙饼、咸面包、窝头	35
燕麦片、莜麦面	25	生面条	35
荞麦面、苦荞面	25	土豆	75
各种挂面	25	米饭	130
通心粉	25	鲜玉米（中等大小，带棒心）	200
干粉条	25		

等值油脂类食物交换表

每一交换份油脂类（包括坚果类）食物提供脂肪7~10克，热量90千卡。

食　物	重量/克	食　物	重量/克
花生油、香油（1汤匙）	10	黄油	10
玉米油、菜籽油（1汤匙）	10	葵花子（带壳）	25
豆油	10	核桃仁、杏仁、花生米	15
猪油、牛油、羊油	10	西瓜子（带壳）	40

等值大豆类食物交换表

每一交换份大豆类食物提供蛋白质9克，脂肪4克，热量90千卡。

食　　物	重量/克	食　　物	重量/克
腐竹	20	毛豆	70
干黄豆	25	北豆腐	100
黄豆粉	25	南豆腐	150
豆腐丝、豆腐干	50	豆浆（黄豆1份加8倍的水磨浆）	400

等值奶制品类食物交换表

每一交换份奶制品类食物提供蛋白质5克，脂肪5克，碳水化合物6克，热量90千卡。

食　　物	重量/克	食　　物	重量/克
奶粉	20	无糖酸奶	130
脱脂奶粉	25	牛奶	160
奶酪	25	羊奶	160

等值水果类食物交换表

每一交换份水果类食物提供蛋白质1克，碳水化合物21克，热量90千卡。

食　　物	重量/克	食　　物	重量/克
柿子、香蕉、鲜荔枝（带皮）	150	李子、杏	200
梨、桃、苹果	200	葡萄	200
橘子、橙子、柚子（带皮）	200	草莓	300
猕猴桃	200	西瓜	500

干重、湿重的换算

对糖尿病患者来说，无论是主食还是其他食物，都是以生重来衡量的，特别是主食，因为主食，尤其是大米、白面等做熟之后，含水量增多，重量肯定会有所增加。一般来说，主食经过处理之后，熟重和生重之间的差别是 1.5～2.5 倍。举例来说，50 克的大米做成米饭后，重量为 125 克；而 50 克的面粉做成馒头之后，重量约为 75 克。

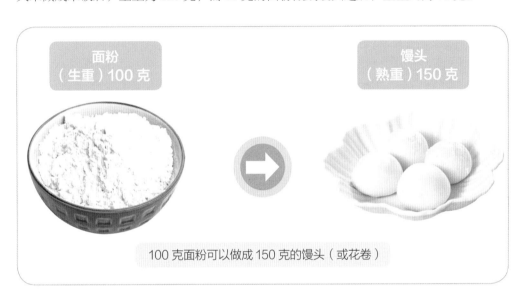

面粉（生重）100 克 ➡ 馒头（熟重）150 克

100 克面粉可以做成 150 克的馒头（或花卷）

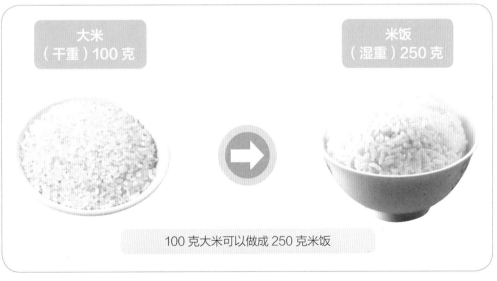

大米（干重）100 克 ➡ 米饭（湿重）250 克

100 克大米可以做成 250 克米饭

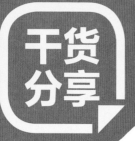

干货分享

极简手测量法，轻松掌握一天该吃多少量

　　糖尿病患者饮食管理中很重要的一项内容是：计算每日摄入的总热量，算出各类营养素的需求量，再由此决定每日主、副食的选择。

　　如何才能得到较为精确的数字呢？通常采用食物交换份法。但对于老年朋友来说，食物交换份法掌握起来很麻烦。那么，有没有一种更方便直观的方法帮助大家大概确定几类基本营养素的每日摄入量呢？下面就为大家介绍一个"手掌法则"。利用自己的手，就可以大致确定每日所需食物的量了。这种方法虽然不是特别精准，但非常方便实用。

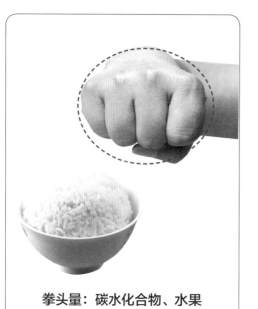

拳头量：碳水化合物、水果

选用相当于自己两个拳头大小的淀粉类食物，如馒头、花卷、米饭等，就可以满足人体一天碳水化合物的需求量了。水果一天的需求量则相当于一个拳头大小。

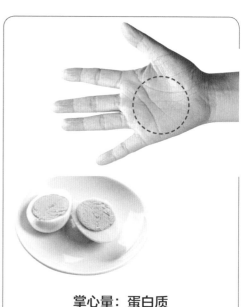

掌心量：蛋白质

50克的蛋白质相当于掌心大小、约为小指厚的一块。每天吃50~100克的蛋白质即可满足人体一天对蛋白质的需求。

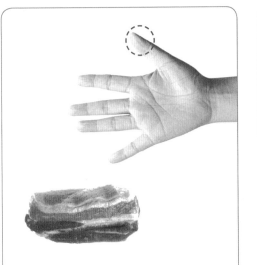

拇指尖量：脂肪量

要限制脂肪的摄入，每天仅取拇指尖端（末节）大小的量就足够了。

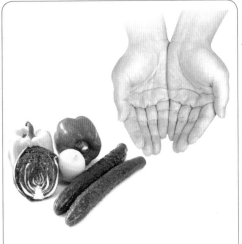

两手捧量：蔬菜

两只手能够捧住的菜量（1把）相当于500克的量，每天进食500克蔬菜可满足人体所需。当然，这些蔬菜都应该是低碳水化合物蔬菜，如绿豆芽、黄瓜等。

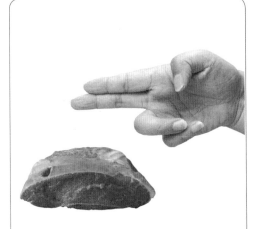

两指并拢量：瘦肉量

切一块与食指厚度相同、与两指（食指和中指并拢）的长度和宽度相同的瘦肉，相当于50克的量，即可满足人体一天的需求。

陈伟有话说

限制饮酒

糖尿病患者最好不饮酒，如果实在要喝的话，成年男性≤2个酒精单位，女性≤1个酒精单位。

每1个酒精单位＝15毫升纯酒精（100%酒精含量）＝375毫升啤酒（4%酒精含量）＝150毫升红酒（10%酒精含量）＝30毫升白酒（50%酒精含量）＝37.5毫升白酒（40%酒精含量），相当于每天0.75两白酒。

关注餐后血糖，健康饮食很重要

　　了解糖尿病患者餐后血糖范围，对于控制病情具有重要意义。前面已经讲过，健康成年人餐后2小时血糖正常值小于11.1毫摩/升，但是糖尿病患者的体质和病情不一，标准有所不同，糖尿病患者餐后2小时血糖至少要小于11.1毫摩/升，能控制在7.8毫摩/升就更理想了。

少食多餐能减小胰岛负担，避免餐后血糖飙升

　　少食多餐正是通过控制一次的进食量来达到控制血糖的效果的。因为糖尿病患者的胰岛素分泌能力降低，对胰岛素的敏感性也降低了。如果一次进食过多，势必会导致胰岛素大量分泌，增加对食物中糖的吸收，致使餐后血糖飙升，不利于血糖的控制。如果进食量少，引起的血糖波动也会随之变小，有利于平稳血糖。

　　糖尿病患者吃饭要尽量少食多餐，一天吃五顿饭最合适，每顿不多于二两（100克）饭，每口饭咀嚼30次最好。

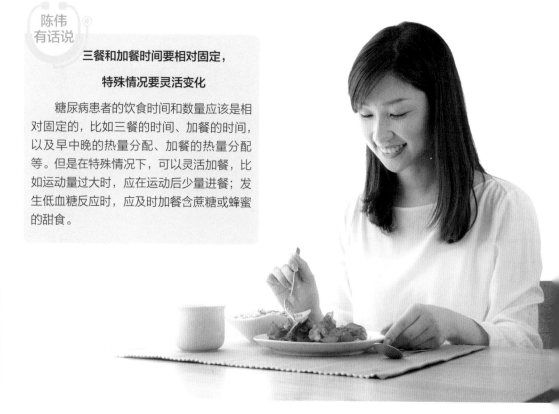

陈伟有话说

三餐和加餐时间要相对固定，特殊情况要灵活变化

　　糖尿病患者的饮食时间和数量应该是相对固定的，比如三餐的时间、加餐的时间，以及早中晚的热量分配、加餐的热量分配等。但是在特殊情况下，可以灵活加餐，比如运动量过大时，应在运动后少量进餐；发生低血糖反应时，应及时加餐含蔗糖或蜂蜜的甜食。

高膳食纤维饮食，多吃蔬菜和粗粮杂豆

膳食纤维能够在胃部包裹住其他食物，延长食物在消化道的停留时间，减慢食物由胃部进入肠道的速度；又因为膳食纤维不能被人体的酶所消化，所以混合在食物中的膳食纤维就能延缓消化液对食物的作用，减缓营养素在小肠中的吸收速度。人体对营养物质的逐步吸收能防止餐后血糖急剧上升，有助于糖尿病患者控糖。建议每天摄入 25~35 克膳食纤维。

膳食纤维的摄入量要一点点地增加，避免短时间内突然大量摄入高膳食纤维食物导致胀气、腹痛、腹泻等一系列消化道不适反应。

适量多吃粗粮杂豆
玉米、燕麦、荞麦、黄豆、绿豆、红豆、芸豆等外皮中富含膳食纤维，可以延缓餐后血糖升高。

带皮吃水果
樱桃、紫葡萄、苹果等都含有丰富的膳食纤维，但主要集中在外皮中，最好带皮食用，但不要过量。

增加膳食纤维

多吃蔬菜
一日三餐顿顿应有蔬菜，像西蓝花、芥菜、胡萝卜等富含维生素 C、膳食纤维、叶绿素、胡萝卜素。

经常吃菌菇
木耳、香菇、金针菇等不仅能提供膳食纤维，稳定血糖和血脂，还能增强免疫力。

控制脂肪摄入量，预防并发症

脂肪的摄入量要适当

糖尿病患者的脂肪摄入量可以根据自己的病情决定，一般应占全天摄入总热量的25%~35%，即一日需要量（克）＝标准体重（千克）×（0.6~1.0）。糖尿病患者的食物中饱和脂肪酸（动物油）和不饱和脂肪酸（植物油）的含量以1：2为宜。肥胖、血脂异常、动脉粥样硬化者，脂肪的摄入量宜控制在全天摄入总热量的25%以下，胆固醇过高或高脂蛋白血症患者，每天胆固醇摄入量应低于300毫克。

这样控制脂肪摄入

不宜吃肥肉，禽肉要去皮及皮下脂肪，少吃或不吃黄油、奶油等。少吃胆固醇含量高的动物内脏、鱼子等。

糖尿病患者每天摄入禽畜肉类总量在40~75克、鱼虾40~75克为宜。为了控制脂肪的摄入量，应尽量选择含脂肪较少的动物肉类。如选用瘦肉代替肥肉或五花肉，选用低脂的鱼、兔肉代替猪肉、羊肉；适当以豆制品代替肉类。

植物油每人每天25克为宜。在日常烹饪方法中，油煎、油炸、焗、红烧、爆炒等耗油较多；而余、煨、炖、白水煮、清蒸、涮、泥烤、卤、拌等方法耗油较少，如凉拌海带、炖黄鱼等，只要把其他调料配好，不放油或仅滴几滴香油也很美味。

多选低 GI 和低 GL 的食物

碳水化合物对血糖的影响最大，但不是所有富含碳水化合物的食物对血糖影响都一样。糖尿病患者都想知道哪些食物会导致血糖飙升，哪些不会，一个办法是去查食物血糖生成指数（GI）。以 100 为最高值，数值低的通常不会导致血糖激增。所以，我们要挑选低 GI 的食物。

选择低血糖生成指数（GI）的食物

血糖生成指数的高低与各种食物在人体中的消化、吸收和代谢有关，低血糖生成指数的食物在胃肠停留时间长，葡萄糖进入血液后峰值低，下降速度慢。糖尿病患者应该尽量选择血糖生成指数低的食物，如燕麦、荞麦、莜麦、绿叶蔬菜等。

选择低食物血糖负荷（GL）的食物

食物血糖负荷（GL）是指特定食物所含碳水化合物的量（一般以克为计量单位）与其血糖生成指数值的乘积，糖尿病患者宜选低血糖负荷饮食。

GL=GI× 碳水化合物含量（克）/100

GL ≥ 20 为高 GL 饮食，表示对血糖影响很大；10 ≤ GL < 20 为中 GL 饮食，表示对血糖影响不大；GL < 10 为低 GL 饮食，表示对血糖影响很小。

吃前算算更放心

食物影响血糖，可依据 GL < 10 的低负荷标准计算需进食食物的安全量。如糖尿病患者想吃 200 克西瓜，那么，可以依据三个参数（GL、食物碳水化合物含量、GI）了解西瓜对血糖有没有影响（每 100 克西瓜含碳水化合物 5.5 克、西瓜 GI = 72）。计算一下，便知道是否可吃，即 72×2×5.5/100 ≈ 8 < 10，结果表明对血糖没有明显影响，可以放心地进食这 200 克西瓜。

常见食物的 GI 和 GL 值

食物	GI	GL	分量 / 克
燕麦	55.0	10	50
玉米片	78.5	20	30
面条（白，细，煮）	41.0	37	100
白米饭	88.0	67	100
牛奶	27.6	3	250
豆浆	44.0	8	250

"高低搭配"降 GI 值

糖尿病患者要多吃低 GI 的食物，但不意味着高 GI 的食物绝对不能吃，做饭时如能注意"高低搭配"的原则，同样能做出健康美味的膳食。所谓高低搭配，即将高 GI 的食物与低 GI 的食物搭配，制成 GI 适中的膳食。这样不仅科学、合理，也更加多元化、人性化，有利于减轻胰岛细胞负荷，能有效控制和稳定血糖，对预防动脉硬化、高血压等糖尿病并发症也有益。

高低巧搭配，吃好又稳糖

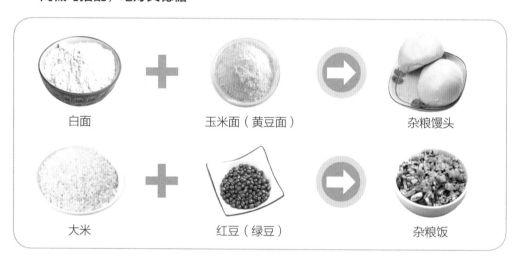

白面　　　　　玉米面（黄豆面）　　　　　杂粮馒头

大米　　　　　红豆（绿豆）　　　　　杂粮饭

蔬果吃生不吃熟，GI 值更低

食物的生熟程度也会影响血糖指数，一般来说，成熟的蔬果中糖的含量高于没有成熟的蔬果，因此，生食物的血糖指数相对低于熟食物。蔬菜能焯一下就吃的不要长时间煮，能生吃的不熟吃。另外，挑选水果时，最好不要选择那些熟透的甚至有酒精发酵味道的。

陈伟
有话说

推荐选用复合碳水化合物和粗粮

糖尿病患者饮食要多选用复合碳水化合物和粗粮，尤其是富含膳食纤维的全谷物（全麦粉、燕麦、糙米、大麦、玉米、荞麦和小米等），可以增加胃肠蠕动并吸收水分，延缓血糖升高，增加饱腹感，有利于病情的控制。以面包为例，白面包的血糖生成指数为70，但掺入75%～80% 大麦粒的面包则为34，所以，提倡用粗制粉或带碎谷粒制成的面包代替白面包。

生吃蔬菜控糖好

生吃是糖尿病患者食用蔬菜的最好方式。生吃的方法包括直接洗洗就吃，或将新鲜蔬菜凉拌。生吃一方面可以减少蔬菜中维生素的损失，另一方面生吃未经油、盐等烹饪可以减少油脂、盐分的摄入。可以直接生食的蔬菜包括白萝卜、胡萝卜、番茄、黄瓜、柿子椒、大白菜心等。最好选择无公害的绿色蔬菜或有机蔬菜。凉拌蔬菜时，加上醋、蒜和姜末，既能调味，又能杀菌。另外，蔬菜焯水时加点盐，可减少蔬菜中营养物质的损失。蔬菜焯水后若不立即烹调，应拌点熟油。

吃整不吃碎，可降 GI 值

越"碎"的食物 GI 值越高，比如大米煮成粥，米变碎了，GI 值自然就升高了。甚至有的人把米打碎再熬粥，这样 GI 值就会更高，糖尿病患者肯定是不能这么吃的。虽然蔬菜瓜果等切成小块或碎末有助于吸收，但 GI 值也会增高。所以，糖尿病患者最好吃整不吃碎，饭菜以"大颗粒"为好。

薯类不要切得太小

薯类不要切得太小，或碾成泥状、糊状，避免消化吸收快而导致血糖太快升高。

蔬菜能不切就不切

蔬菜能不切就不切，即使要切，也不要切得太小。蔬菜最好多嚼几下，让肠道多蠕动，对血糖控制有利。

豆类能整粒吃就不要磨

豆子能不磨就不磨。这样既可降低 GI 值，又可迫使人们吃饭时多嚼几下，避免进食太快引起餐后血糖突然升高。

处理水果越简单越好

糖尿病患者最好吃新鲜完整的水果，瓜果能不切就不切，更不要将水果打成果汁饮用，以免血糖升高太快。

吃饭顺序有讲究，餐后血糖不蹿高

糖尿病患者进食时，应先喝汤，暖胃又能缓解饥饿感。再吃富含膳食纤维的蔬菜，增加饱腹感，从而不自觉地减少后面主食的摄入。而主食应少稀多干，多吃些粗粮杂豆。肉类等食物应放在主食后食用。糖尿病患者吃了一定数量的主食后，摄入的肉类自然就会减少。

但是，吃饭的顺序并不是一成不变，可根据自身的血糖情况进行调整。比如在餐前运动过，血糖处于偏低的状态，这时应该先吃点主食来提高血糖水平，防止低血糖发生。

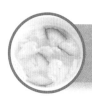
1 喝汤 餐前先喝汤，尤其推荐热汤，既有暖胃的作用，又能缓解饥饿感，避免狼吞虎咽。汤应以清淡为主。

2 吃菜 喝完汤后先吃富含膳食纤维的蔬菜，不但能增加饱腹感，还能不自觉地减少主食的摄入量。

3 吃主食 主食应粗细搭配，多吃一些如小米、窝头等，可以有效减缓糖尿病患者餐后血糖升高的速度。

4 吃肉 肉类应放在主食后食用。进食一定量的主食后，摄入的肉类自然会减少，从而减少油脂摄入。

5 吃水果 餐后半小时后吃水果，有利于在控制血糖的基础上补充更均衡的营养。当然，能否吃水果，吃多少水果，还要根据自身的血糖水平来定。

改善烹调方法，少油少盐少糖

多用植物油，并且要少油

食用油控制在 15~25 克

根据《中国居民膳食指南（2016）》的建议，每人每天烹调油用量应控制在 25~30 克。过量摄入烹调油是造成中国居民脂肪摄入过多的一个主要原因。而对于糖尿病预备军，每人每天烹饪油用量应该控制在 15~25 克。

不要食用动物油

动物油，如猪油、牛油、鸡油等，富含饱和脂肪酸和胆固醇，不仅容易导致肥胖，还容易导致血脂异常。而肥胖会降低胰岛素的敏感性，使血糖升高，对于已经罹患糖尿病的人群来说更易引发并发症。因此，防治糖尿病，最好不要食用动物油。

《中国居民膳食指南（2016）》建议，"应经常更换烹饪油的种类，食用多种植物油"，这一条也适用于糖尿病高发人群。一般来说，大豆油、花生油、菜籽油、橄榄油等都是很好的植物油，可交替或混合食用。

陈伟
有话说

糖尿病患者可选用橄榄油

橄榄油在西方被誉为"液体黄金"，与其他植物油相比，其含有极高的不饱和脂肪酸，可以促进血液循环，保护皮肤，防癌抗衰，防治心脑血管疾病。在烹饪方面，它不会破坏蔬菜的颜色。

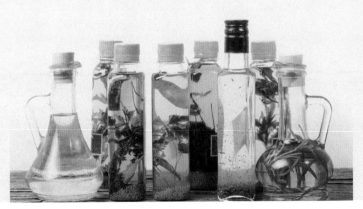

盐 + "隐形盐"，每人每天不超过 1 瓶盖

现代医学研究表明，过多摄入盐，会增强淀粉酶活性，促进淀粉消化，使小肠吸收更多的游离葡萄糖，引起血糖浓度增高，从而加重病情。而且，糖尿病预备军若长期摄入过多的盐，会加速和加重糖尿病的发生和发展。因此，糖尿病患者更要采用低盐饮食。

摄入多少盐分才合适

糖尿病患者食盐的摄入参考量为：主食每日少于 250 克者，食盐每日 3 克；主食每日 250～300 克者，食盐每日 3.5 克；主食每日多于 400 克者，食盐每日 4～5 克；若并发高血压、冠心病、肾动脉硬化、肾功能损害等，则必须严格限制食盐量，每日应少于 3克。在坚持低盐、清淡饮食的同时，适当多吃含钙、钾丰富的食物，也是帮助排出体内多余钠盐的一个有效途径。

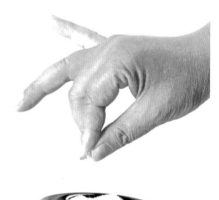

不仅要少吃盐，还要留意隐形盐

饮食中除了减少盐的摄入外，很多调味品，比如豆瓣酱、辣椒酱、腐乳、榨菜、味精等，也含有较高的盐分，烹饪中如果使用了这些调味料，就要相应减少盐的用量。另外，一些腌制食品中盐的含量也不少，也要少吃。

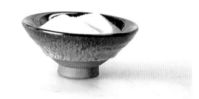

食物	每 100 克的钠含量 / 克
味精	8.16
辣椒酱	8.03
豆瓣酱	6.10
榨菜	4.25
腐乳（红）	3.09

注：1 克钠 ≈ 2.5 克盐

调味不用糖，选用甜味剂

糖尿病患者不宜进食大量含糖的食物，可以选择一些代糖食品，这样既可享受甜蜜的美味，又可以避免因吃糖过多而导致血糖升高。代糖也就是所谓的甜味剂，口感甜、热量低，且对血糖无明显影响。

味甜而吸收率低，在体内代谢不需要胰岛素的参与，食用木糖醇后血糖上升速度远低于食用葡萄糖。但是，木糖醇在肠道内吸收率不到 20%，所以吃多了可能会引起腹泻。

由苯甲氨酸和天门冬氨酸缩合而成的物质，甜度比蔗糖高 150 倍，其热量与蔗糖相同，按正常食用量产生的热量可以忽略，对血糖影响不大。

在很多水果中都存在，甜度仅为蔗糖的 50%，热量稍低于葡萄糖，食用后在血液中不会转为葡萄糖，所以其代谢不受胰岛素支配。

甜度和蔗糖接近，摄入后不产生热量，也不合成脂肪，不会刺激胆固醇形成。

副食中加入醋或柠檬汁，降 GI 值

经常用醋调味，延缓血糖上升速度

研究发现，适量摄入醋能降低餐后血糖，这对糖尿病前期患者效果最为明显。醋有助于降低血糖，有两方面原因：一是因为醋中含有的醋酸能抑制淀粉酶的活性，从而减慢淀粉分解成葡萄糖的速度；二是醋酸可使食物在胃里停留较久，延缓胃排空时间，从而降低血糖反应速度，增加饱腹感，使人不容易感到饿。

现在市场上醋的种类很多，无论是哪种醋，其中含有的醋酸都能帮助控制血糖。但糖尿病患者对于果醋的选择要慎重，因为目前市面上多是果醋饮料，它们属于甜饮料，其中糖多醋酸少。

需要注意的是，如果本来有胃酸过多、胃溃疡等问题的糖尿病患者，不宜直接食用醋，可以考虑把它混合在食物当中，避免对胃造成刺激。

食醋的方法也多样：可在餐前喝两勺米醋；也可在吃凉拌菜时多放点米醋；在炒菜和炖汤时也可适当加点醋，不仅美味，还能促进某些营养素的释放和吸收；还可用醋来配着主食吃，如醋鱼饭团等。

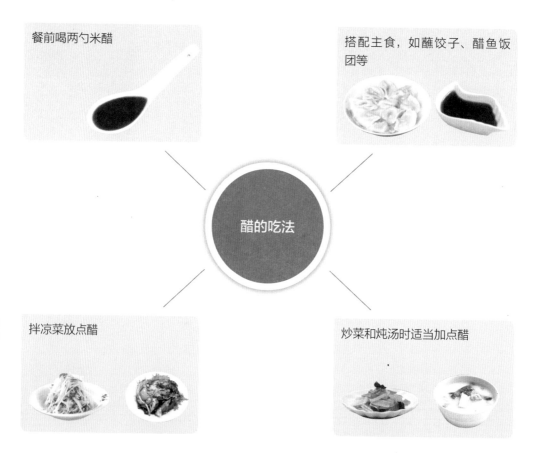

餐前喝两勺米醋

搭配主食，如蘸饺子、醋鱼饭团等

醋的吃法

拌凉菜放点醋

炒菜和炖汤时适当加点醋

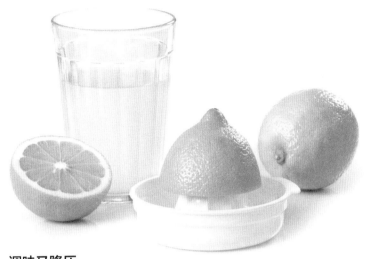

加点柠檬汁，调味又降压

柠檬中的柠檬酸有助于分解糖，常饮柠檬水，对糖尿病患者有好处。

也可以将柠檬汁挤在凉拌菜或者肉食中，既可补充维生素 C，解腻提鲜，帮助消化，还能减少盐等其他调味品的用量，可谓一举多得。

低脂菜肴的制作技巧

用低脂或无脂调料代替高脂调料

吃西餐时，常将黄油或奶酪涂抹在面包上，其实可用低盐番茄酱代替脂肪含量极高的黄油，也可使用低脂、低钠的香草替代含脂量较高的调味品，或者可用原味无糖酸奶代替普通沙拉酱。

选用不粘锅系列炊具

许多菜肴在烹制过程中由于少油或无油而极易发生粘锅，使菜肴烧煳或影响菜肴的外形，如果用不粘锅系列炊具就完全可以在少油或无油的情况下制作出满意的菜肴。

使用微波炉烹饪食物

由于微波炉烹制食品与传统烹饪方法明显不同，即使不加食用油也能烹制出既营养又美味的食物来，故特别适宜烹制糖尿病饮食或减肥饮食。

以水代油烹调法

以水代油烹饪法简称"水滑法"，有助于降低菜肴的脂肪含量，减少营养素的损失，符合色、香、味俱全的要求。它的做法是：将加工成一定形状的主要原料，附加一些其他原料上浆后放入开水锅中焯一下，加工成半成品。

"无糖""无蔗糖""低糖"不一定都健康

无糖饮料、无糖饼干，这些食物听上去很安全，其实，这只是一个文字游戏。

"无糖"只是无蔗糖

包装上写着"无糖"的食品就真的不含糖了吗？其实，"无糖"是企业在商业宣传中的一个约定俗成的说法，只是代表这种食物"不含蔗糖"，而事实上可能含有其他种类的糖（如葡萄糖、麦芽糖）。从热量上看，蔗糖和葡萄糖差不多。

"无糖"不代表糖含量为 0

按照国家《预包装特殊膳食应用食品标签通则》规定，"无"不是绝对没有的意思，而是要求固体或液体食品中每 100 克或 100 毫升的含量不高于 0.5 克，也就是说，如果某产品标上了"无糖"，那么它的糖含量只要不超过 0.5 克 /100 克或 0.5 克 /100 毫升就行。

"无糖"也能升高血糖

很多"无糖"只是说不含有日常所吃的蔗糖（白糖），如果食品的主要成分是淀粉和脂类，可以产生高热量，进食后血糖会明显升高，同样不可不加限制地食用。

如何正确选择含甜味剂的食品

糖尿病患者不要被"无糖"二字所误导，不加节制地大量食用。需要注意，无糖食品没有确切降糖疗效，千万不要把希望寄托在无糖食品上，不能本末倒置，放弃降糖药物治疗而用"无糖食品"来代替治疗。

糖尿病患者在选购食品时要仔细查看标签上面的成分介绍，如果看到淀粉糖浆、麦芽糖浆、玉米糖浆、果葡糖浆、糊精等词，就不要期待它的"无糖"功效了。可优先选择含有糖醇和低聚糖的产品，尽量少选择含有甜蜜素、安赛蜜、糖精钠等的产品。

要想控制血糖，最好的饮食方法还是少吃任何加工食品，包括"无糖食品"，多吃全谷、豆类和新鲜蔬菜。

加餐不加总热量

加餐可避免正餐吃太多而导致的血糖飙升

糖尿病患者的饮食时间和数量应该是相对固定的，比如三餐的时间、加餐的时间，以及三餐的热量分配、加餐的热量分配等。但是在以下特殊情况下可以灵活加餐，比如运动量过大时，应在运动后少量进食；发生低血糖反应时，应及时加餐含蔗糖或蜂蜜的甜食。这样做能防止一次进食量过多而加重胰岛分泌的负担，出现餐后血糖过高，同时还能防止进食量过少而发生低血糖。一般说来，加餐的最佳时间段为9～10点、15～16点和21～22点。可以将早、午、晚三餐按照1∶2∶2或1∶1∶1的热量比例来分配。

加餐要计算到总热量中

加餐的热量是包含在全天所需的总热量之内的，也就是说，加餐是从正餐中匀出一些食物用于加餐。千万不要正餐一点儿不少吃，额外又加餐，这样会导致热量摄入过多，非常不利于血糖的控制。一般每次加餐食物所含热量50～100千卡即可。

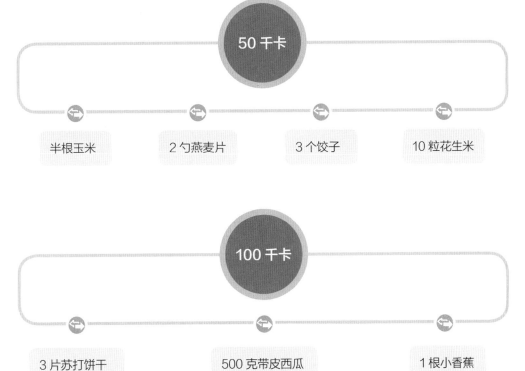

不同时间选择不同食物更健康

　　一般说来，加餐的最佳时间段为9~10点、15~16点和21~22点。加餐的食物也要有所选择，不能随意吃些小零食。上午和下午的加餐可随便一些，水果、全麦面包、饼干都可以；晚间加餐，最好吃一些富含优质蛋白质的食物，如鸡蛋、豆腐干、瘦肉、鱼虾等，这些富含优质蛋白质的食物能防止夜间低血糖。

坚果虽好也不能多吃

　　糖尿病患者不仅要控制糖的摄入，还必须控制总热量，这样血糖才不会忽高忽低。坚果虽然可以补充矿物质，但要慎用坚果类食物充饥，因为大部分坚果类食物富含脂肪，用它们充饥不利于控制一日总热量的摄入。且坚果体积小而热量密度高，很容易吃多。例如15克核桃仁、杏仁或40克西瓜子（带壳）就相当于25克主食，一把花生米可能相当于50克米饭所供应的热量。因此，吃坚果一定要控制量，每天15~30克的量最为理想。

每100克坚果所含脂肪量

核桃（干）	58.8（克）
葵花子（炒）	52.8（克）
炒花生	48（克）
松子	39.7（克）
榛子（炒）	39.7（克）
南瓜子	37.4（克）
栗子（鲜）	30.1（克）

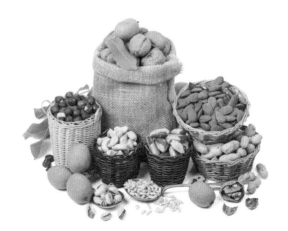

加餐吃水果，最好监测血糖

　　糖尿病患者可以在吃水果前后2小时测血糖，了解血糖波动情况，这样可以知道自己能否进食某类水果。含糖量低的水果只是推荐食用，糖尿病患者仍然要寻找适合自己的水果。一般来说，如果没有经常出现高血糖或低血糖，可以扩大水果的选择范围，但如果血糖波动大或出现异常，水果要暂时忌口。

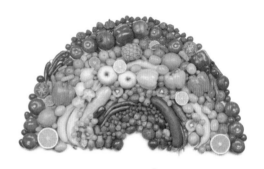

水果宜作为加餐食用，即两次正餐之间进食水果，如上午 10 点左右、下午 3 点左右，既可预防低血糖，又可保证血糖不发生大的波动。水果如果跟正餐一起吃，胰岛素分泌、代谢就会受到影响，从而导致血糖波动。

把握好种类

应选择含糖量较低及 GI 值小的水果。一般而言，西瓜、草莓、圣女果、猕猴桃、桃、李、柠檬、青苹果、梨等含糖量较低，对糖尿病患者较为合适，而柿子、香蕉、荔枝、石榴、火龙果等含糖量较高，糖尿病患者不宜食用。

把握好数量

要限量吃，不要每餐都吃。建议糖尿病患者每日食用水果的量不宜超过 200 克，同时应减少半两（25 克）主食，这就是食物等值交换的方法，以使每日摄入的总热量保持不变。

若吃水果干，每天最多一小把

因为水果干普遍含糖量高、热量高，所以要严格限量。每天 15～30 克就行了，而且吃了它要相应减掉几口主食，避免一日中碳水化合物过量，总热量超标。

陈伟
有话说

想吃甜食，用水果干来代替

如果实在想吃甜食，不妨用少量水果干来替代白糖增甜。比如，煮八宝粥、自制酸奶或甜点时不加糖，加点葡萄干、红枣等，既能增加甜味和口感，又能增加营养。

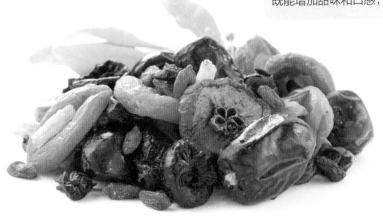

记好饮食日记

记饮食日记能帮助糖尿病患者了解和控制饮食状况。当你把吃下来的东西都记录下来，才能真正发现自己的饮食习惯和风格，以此来判断是否需要改变自己的饮食习惯和计划。饮食日记主要有以下作用：

1 了解自身对每日或某一个阶段实际饮食中各种食物及用量所做出的反应。

2 与"日常血糖监测日记"互相对照查看，以观察饮食对血糖的影响。

3 控制运动或活动量，科学调整生活习惯。

饮食日记具体记录什么

记下你吃的每一样东西，即便是少吃、品尝或仅仅是"一口"的。

吃东西的时间 ▶ 记录下所有正餐和加餐的进食时间。

吃了什么，吃了多少 ▶ 这是饮食日记中最难记录的一部分，尤其是"吃了多少"，但这也是最重要的部分。记录准确才能制订合理的饮食计划。可以使用标准的测量器具来测量，也可以凭经验目测或手测。

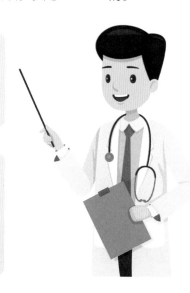

糖尿病患者饮食日记示例

	周一	周二	周三	周四	周五	周六	周日
早餐 7：30							
加餐 10：00							
午餐 12：00							
加餐 15：00							
晚餐 18：00							
加餐 21：00							
运动活动 及时间							
备注							

糖尿病热点问答

Q 糖尿病患者不吃主食是不是更有利于控制血糖?

A 糖尿病患者不吃主食不利于病情的控制。如果不吃主食或主食进食过少,缺乏葡萄糖来源,人体需要热量时,就会动员脂肪和蛋白质,使之转化为葡萄糖,以补充血糖的不足。其中,脂肪在转化为葡萄糖的过程中会分解生成脂肪酸,当生成的脂肪酸过多时,就会使糖尿病患者出现酮尿,不利于身体健康。

Q 糖尿病患者能吃水果吗?能吃红薯、土豆吗?

A 糖尿病患者在血糖控制趋于稳定后,可适量进食低 GI 水果。建议糖尿病患者每日食用水果的量不宜超过 200 克,同时应减少半两(25 克)主食,这就是食物等量交换的方法,以使每日摄入的总热量保持不变。糖尿病患者可以食用红薯、土豆等根茎类食物,但需要和主食进行等量交换,比如某餐吃了 100 克大小的一根红薯,那就相应地减去 25 克左右的主食。

Q 糖尿病患者如何解决控制饮食后产生的饥饿感?

A 糖尿病患者需要控制饮食,饥饿感是经常遇到的一种反应。在饥饿难耐时应从以下几个方面解决:首先要注意控制主食,应采取循序渐进的方法,每周减少 100～200 克的主食,一般 1 个月左右应减至每天 300 克;其次应少食多餐,并增加高膳食纤维的食物,如荞麦面、玉米面、绿豆、海带等,还应适当多吃些低热量、大体积的蔬菜,如番茄、菠菜、黄瓜、大白菜、油菜、茄子等。

第 **2** 章

———

三餐食物这样吃，
平稳控血糖

谷薯类这样吃

主食做得干，血糖上升慢

研究证明，米粒的完整性越好，消化速度越慢，血糖上升越慢。一般米饭做熟后还能保持完整的颗粒，但是长时间熬制的粥米粒已经开花，血糖生成指数比米饭高得多，因此主食做得干，血糖更易稳定。

糖尿病患者喝粥最好选粗粮食材，如高粱、玉米糁、燕麦、绿豆、红豆、白扁豆、芸豆等，不仅可增加膳食纤维，而且可平稳血糖。煮粥的原料中豆类占一半以上，这样主食更干，更有助于控制血糖。另外，熬粥的时间不要太长，在做熟的基础上应尽量保持豆子和米粒的完整性。

主食凉凉再吃可延缓餐后血糖上升

作为主食的面条、米饭、馒头、薯类等一直在我们餐桌上占据主要的位置，其含有的淀粉消化速度很快，能在餐后迅速升高血糖。要想有效控制血糖升高，可以将这些食物放至口感微温了食用。

这是因为，淀粉分为直链淀粉、支链淀粉和抗性淀粉三大类。其中，抗性淀粉在体内的消化速度最慢，大多"穿肠而过"，产生的热量极少。而研究证明，冷却的方法可以促使食物产生更多的抗性淀粉，进而达到减慢消化，延缓餐后血糖上升过快的目的。

薯类代替精白米面，防肥胖、控血糖

薯类包括土豆、红薯、山药、芋头等，虽然淀粉含量比普通蔬菜高，却是低脂肪、高膳食纤维食物，饱腹感特别强，相比精白米面可以润肠通便，还能防止肥胖。

要想真正发挥薯类的优势，应该把它们当主食吃，就是不加油、盐、糖，不油炸，采用蒸、煮、微波或烤箱烤等方式，比如烤红薯、蒸土豆等。同时，进食此类食物后要相应减少米面等主食的摄入量，以控制总热量。

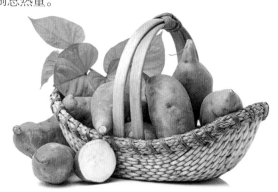

制作混合主食，控餐后血糖

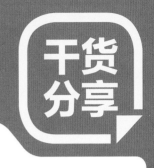

每天吃够 3 种全谷类食物

《中国居民膳食指南》建议：要注意粗细搭配，经常吃一些粗粮、杂粮和全谷类食物，每天最好能吃 50~150 克。而《美国膳食指南》建议人们每天至少吃 3 种全谷物食品。只有当食物种类够"杂"，才能使营养均衡。

与细粮相比，全谷物能防止血糖骤然升降。有研究表明，很少吃全谷物的女性与每天吃 2~3 份全谷物的女性相比，后者患有糖尿病的风险比前者低 30%。

每天吃够 3 种全谷物很容易

方案一：燕麦片（早）＋糙米饭（中）＋小米杂粮粥（晚）

方案二：全麦面包（早）＋黑米饭（中）＋芸豆高粱莲子汤（晚）

方案三：蒸玉米棒（早）＋燕麦饭（中）＋薏米红豆汤（晚）

主食宜粗细搭配，多加豆

糖尿病患者的主食最好做到粗细搭配，把多种粮食混合搭配食用，可以起到蛋白质的互补作用，提高谷类蛋白质的营养价值。尤其是把富含植物蛋白的红豆、芸豆、绿豆、蚕豆、豌豆和大米混合烹调，做成红豆饭、芸豆粥、八宝饭之类，餐后血糖反应就能大幅度降低，还能提高主食中的维生素、矿物质和膳食纤维。

日常饮食中粗细搭配的 2 种方法：

1 将小米面、玉米面、黄豆面按照 2 : 2 : 1 的比例做成窝头，或将 70% 的玉米面与 30% 的黄豆面搭配做成馒头或窝头，其蛋白质营养价值不仅得到大大提升，而且味道也更好。

2 在做主食时混入粗粮，比如蒸米饭时加点小米、糙米、燕麦，煮白米粥加一把燕麦片、红豆、豌豆等，磨豆浆时加一把紫米、黑豆、绿豆等，把白面煎饼改成全麦粉和杂豆杂粮粉的混合煎饼等，这样就能做到"粗细搭配"。

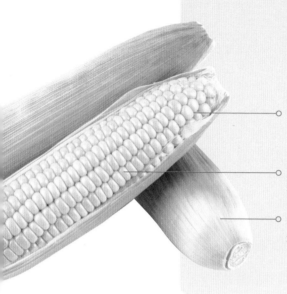

玉米

○ 玉米须泡水喝，能调控血糖，辅治糖尿病。

○ 玉米胚芽含不饱和脂肪酸，食用时应把胚芽全部吃掉。

○ 玉米棒也富含营养，可以做成汤底，或者在蒸米饭的时候放入玉米棒，能增加口感和营养。

血糖生成指数
55 中

推荐用量
每日 **100** 克

主要营养素
（每100克含量）

热量
112 千卡

碳水化合物
22.8 克

蛋白质
4.0 克

脂肪
1.2 克

力荐理由

　　玉米中所含的镁、铬、谷胱甘肽等具有调节胰岛素分泌的功效，是胰岛素的加强剂，有预防和辅治糖尿病的作用。

健康吃法

1 糖尿病患者应选择含膳食纤维较多的老玉米，尽量少吃含糖量高的甜玉米和支链淀粉含量高、食用后升高血糖的糯玉米。

2 不浪费玉米胚芽的方法：剥玉米时，如果用菜刀来削，根部的胚芽不容易被削下来，很容易造成浪费。可以将玉米先切成小段，将竖着的两排玉米粒先剥下来，然后用大拇指斜着将每一排玉米粒剥下来。

陈伟
有话说

玉米须苦丁茶利尿控糖

　　取苦丁茶 2 克，干玉米须 8 克。用开水冲服饮用，可消脂减肥、利尿控糖。

蒸玉米棒

材料 鲜玉米1根（200克）。

做法

1 将玉米棒去皮和玉米须，洗净。

2 蒸锅置火上，倒入适量清水，放上蒸屉，放入玉米棒蒸制，待锅中的水开后再蒸20分钟即可。

玉米最好选择蒸煮的方式食用，这样可最大限度地激发其抗氧化活性，且不加油、盐烹饪，有利于糖尿病患者的健康。

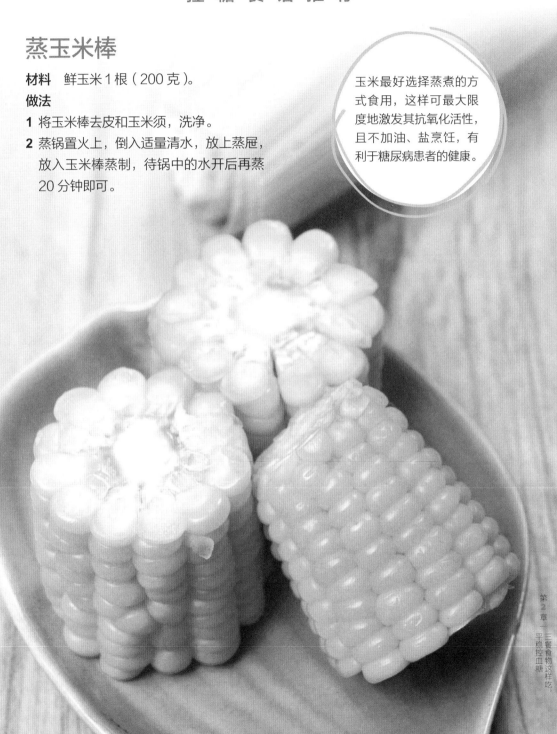

第2章 三餐食物这样吃，平稳控血糖

51

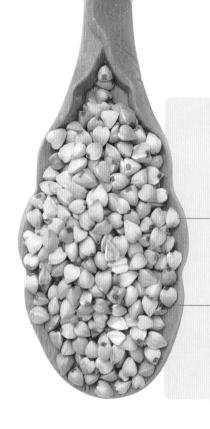

荞麦

荞麦麸粉的营养价值高于麦心粉，因此，最好选择全麦粉。

吃荞麦后要多喝两杯水，以促进消化。荞麦含有较多的膳食纤维，一次不可食用太多，以免造成消化不良。另外，经常腹泻的人不宜多食。

血糖生成指数
54 低

推荐用量
每日 **40** 克

主要营养素
（每100克含量）

热量
337 千卡

碳水化合物
73.0 克

蛋白质
9.3 克

脂肪
2.3 克

力荐理由

荞麦中的铬能增强胰岛素的活性，是重要的血糖调节剂。含有的黄酮类物质能促进胰岛素分泌，增强血管壁弹性，具有保护血管的作用。

健康吃法

1 荞麦磨成粉，做成馒头、煎饼、面条，口感好，易于消化，有助于控血糖。

2 荞麦的米质较硬，直接烹煮不易熟，烹调前宜先用清水浸泡数小时，更有助于糖尿病患者充分吸收其营养物质。

陈伟有话说

荞麦面调肠胃

取荞麦粉10克，炒香，加清水煮成稀糊状服食。可用于夏季肠胃不和的调理。

荞麦面煎饼

材料 荞麦粉150克，鸡蛋1个，绿豆芽
100克，猪瘦肉50克，青椒30克。

调料 酱油、盐各适量。

做法

1 鸡蛋打散；猪瘦肉洗净，切丝；青椒洗净，
去蒂，切丝；荞麦粉中加入鸡蛋液、少许
盐，先和成硬面团，再分次加水，搅拌成
糊状。

2 将平底锅烧热，涂上油，倒入适量面糊，
提起锅来旋转，使面糊均匀地铺满锅底，
待熟后即可出锅。

3 肉丝、青椒丝、绿豆芽加盐、酱油炒熟，
卷入煎饼中即可。

荞麦面搭配鸡蛋、绿
豆芽、猪瘦肉做饼，
既能控血糖，营养又
均衡。

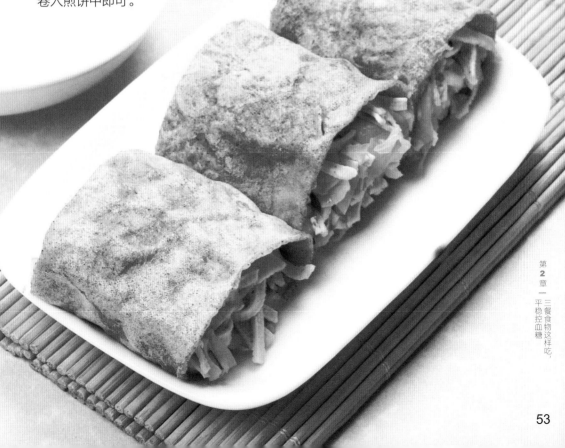

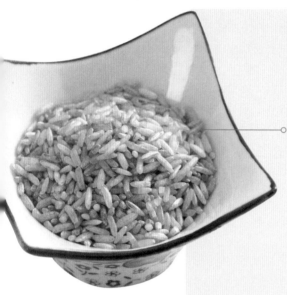

糙米

糙米浸泡时间越长，煮的时候就越容易烂，容易升高餐后血糖，所以糖尿病患者食用糙米，最好不要浸泡。

力荐理由

糙米中的淀粉物质被粗纤维组织所包裹，在人体内消化吸收速度较慢，因而能很好地控制血糖；糙米中的锌、铬、锰等微量元素有利于提高胰岛素的敏感性，对糖耐量受损的人很有帮助。

健康吃法

1 糙米不容易熟烂，需要较长的蒸煮时间，可用高压锅进行蒸煮，以免加重糊化程度，提高血糖生成指数。

2 晚上尽量少食用糙米，否则会加重消化道负担。

推荐用量
每日 **50** 克

主要营养素
（每100克含量）

热量
368 千卡

碳水化合物
76.5 克

蛋白质
7.2 克

脂肪
2.4 克

陈伟有话说

糙米做饭团凉着吃

糙米中的多酚类抗氧化剂阿魏酸对糖尿病肾病具有预防和辅治作用。糖尿病患者可将糙米做成饭团、饭卷，凉着吃，对控血糖有益。但肠胃功能不良者不宜食用过多。

糖尿病 让血糖降下来干货分享

控糖食谱推荐

薏米红豆糙米饭

材料 糙米100克，薏米50克，红豆25克。

做法

1 薏米、糙米、红豆分别淘洗干净。

2 把薏米、红豆和糙米一起倒入高压锅中，倒入没过米面两指腹的清水，盖上锅盖，以中火煮熟即可。

糙米和红豆、薏米搭配做饭，能补充植物蛋白及多种维生素，促进胃肠蠕动，延缓血糖升高。

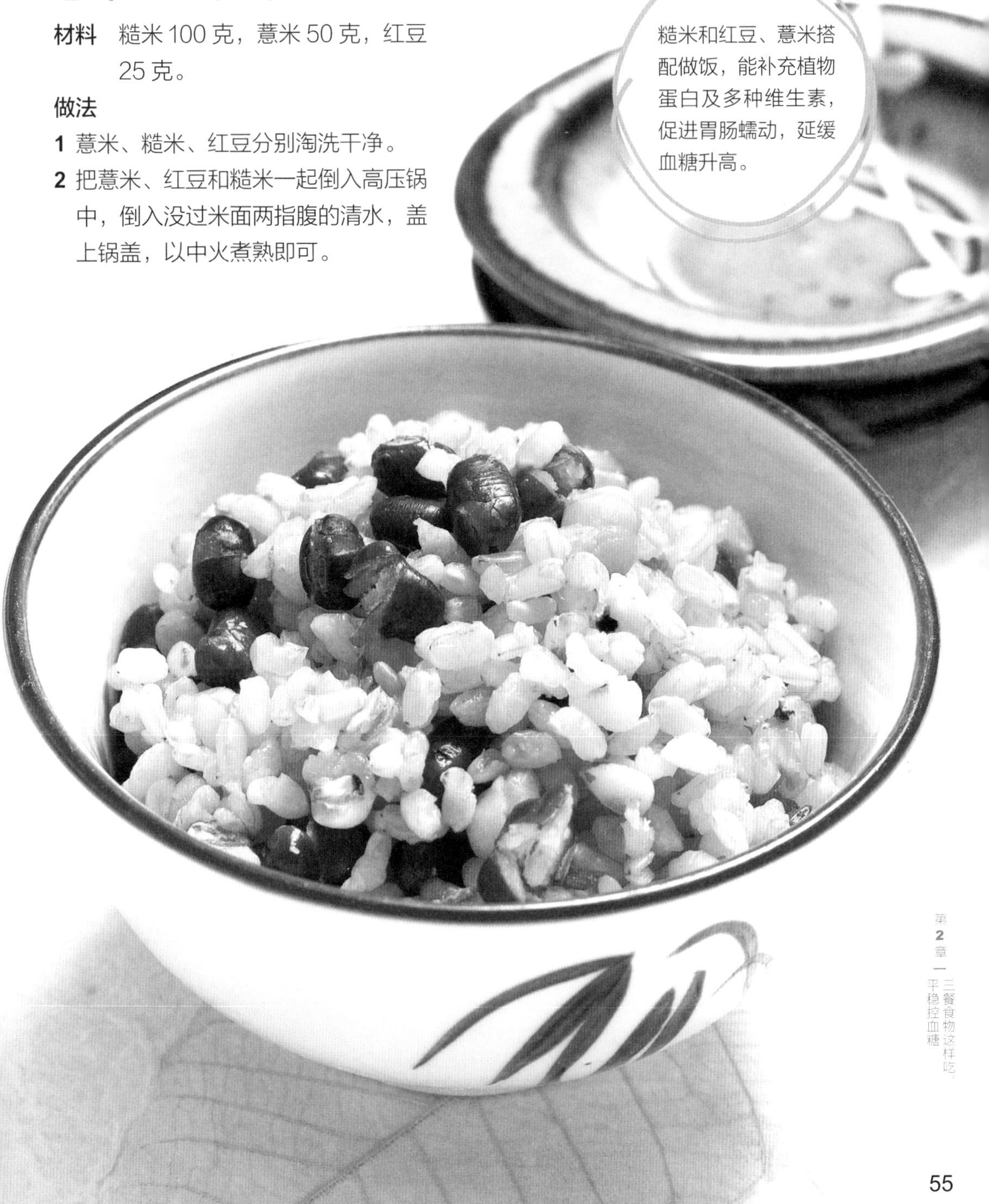

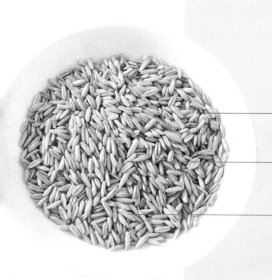

燕麦

○ 纯燕麦含有葡聚糖，有降血脂、控血糖、增加饱腹感的作用。

○ 纯燕麦片为整粒燕麦直接压片，保留了麸皮和胚芽等营养集中的部分。

○ 燕麦麸皮中的膳食纤维可增加胆汁酸的排泄，有利于降低血液中胆固醇的含量。可以将燕麦麸皮掺到白面中烙饼或做馒头。肥胖的糖尿病患者可经常食用。

血糖生成指数
55 中

推荐用量
每日 **50** 克

主要营养素
（每100克含量）

热量
337 千卡

碳水化合物
66.9 克

蛋白质
15.0 克

脂肪
6.7 克

力荐理由

燕麦中含有葡聚糖、水溶性膳食纤维，能加快碳水化合物在吸收利用过程中的转运速度和效率，保持餐后血糖稳定。

健康吃法

1 燕麦富含膳食纤维，有控血糖、降压的功效，将其打成粉做面条、烙饼、馒头等，营养素流失少，控糖效果佳，更适合糖尿病患者食用。

2 纯燕麦片是用燕麦粒直接压制而成，有的"麦片"或"燕麦片"则是多种谷物混合而成，不仅所含燕麦成分少，有的还加入麦芽糊精和砂糖，会提高血糖上升速度。所以糖尿病患者在购买时一定要看清配料表，配料表中只有燕麦一项的方可购买。

3 燕麦煮饭口感不好，很少用其单独煮饭。一般在煮米饭时加点燕麦粒，和大米按比例蒸煮，既有营养，又改善了口感。

凉拌燕麦面

材料 燕麦粉、黄瓜各 100 克。

调料 盐 1 克，蒜末、香菜碎各 3 克，香油 2 克，醋适量。

做法

1 燕麦粉加适量水和成光滑的面团，醒 20 分钟后擀成薄面片，将面片切成细丝后用干燕麦粉抓匀、抖开。

2 将燕麦手擀面煮熟，捞出过凉；黄瓜洗净，切丝。

3 将黄瓜丝放在煮好的燕麦面上，加入盐、香菜碎、蒜末、醋、香油调味。

燕麦面搭配黄瓜，能补充身体每天所需膳食纤维，稳定血糖。

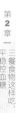

第 2 章 三餐食物这样吃，平稳控血糖

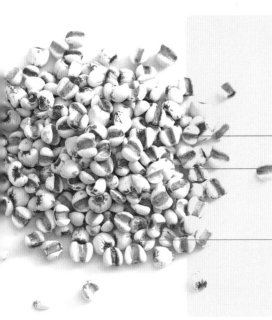

薏米

泡薏米的水留着煮粥能减少营养素的流失。

淘洗薏米时宜用冷水轻轻淘洗，不要用力揉搓，以免造成水溶性维生素的流失。

薏米所含的糖类黏性较高，一次吃太多不易消化。

推荐用量
每日 50 克

主要营养素
（每 100 克含量）

热量
361 千卡

碳水化合物
71.1 克

蛋白质
12.8 克

脂肪
3.3 克

力荐理由

薏米含有的多糖有控糖作用，可抑制氧自由基对胰岛细胞的损伤。此外，薏米中的膳食纤维也可延缓餐后血糖的上升速度。

健康吃法

1 薏米性偏寒，做饭时，可加点大米、黑米、紫米、糙米等五谷，既可养胃，又能控血糖。

2 将薏米提前泡软，放入水中，用大火煮熟即可，不要小火熬煮，这样可以降低糊化程度，适合糖尿病患者食用。

陈伟有话说

薏米茶去湿利尿

取薏米、生山楂各 500 克，荷叶 400 克，橘皮 250 克。将薏米炒熟，磨成粗粉。将荷叶、生山楂、橘皮皆研磨成粗末。将上述四种材料混匀，分成 100 份，置于可供冲泡的纸袋中。每天喝 2~3 次，对缓解糖尿病下肢水肿有益。

薏米糙米饭

材料 薏米 50 克,糙米 100 克。

做法

1 薏米、糙米分别淘洗干净,用清水浸泡
　 4 小时。

2 将薏米和糙米一起倒入电饭锅中,加入
　 没过米面两个指腹高度的清水,盖上锅
　 盖,按下蒸饭键,蒸至电饭锅提示米饭
　 蒸好即可。

薏米搭配糙米做饭,
能帮助调节糖代谢,
平稳血糖水平。

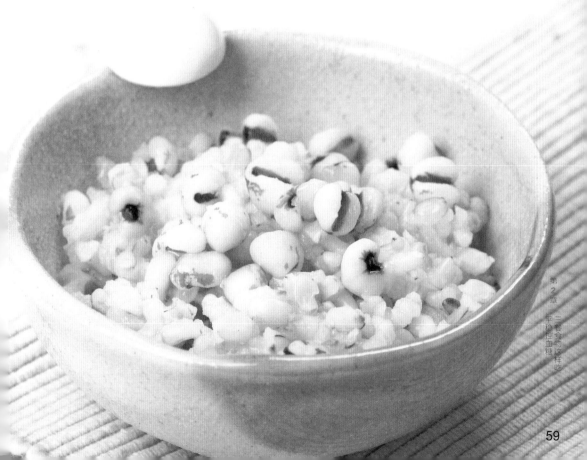

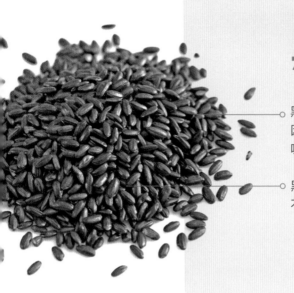

黑米

黑米米粒外部有一层坚韧的种皮，不易煮烂，因此应先浸泡再煮，有利于糖尿病患者消化吸收。

黑米中含有水溶性维生素，所以淘洗干净即可，不要次数过多，以免营养流失。

推荐用量
每日 50 克

主要营养素
（每100克含量）

热量
341 千卡

碳水化合物
72.2 克

蛋白质
9.4 克

脂肪
2.5 克

力荐理由

　　黑米中含有丰富的膳食纤维，可提高胰岛素的利用率，延缓小肠对碳水化合物与脂肪的吸收，控制餐后血糖的上升速度，有利于餐后血糖稳定。黑米中富含黄酮类活性物质，能够预防动脉硬化。其所含的钾、镁等矿物质还有利于控制血压，减少患心脑血管疾病的风险。

健康吃法

1 为避免黑米中所含的色素在浸泡中溶于水，泡之前可用冷水淘洗，不要揉搓；泡米水要与米同煮，以保留营养成分。

2 黑米馒头：黑米粉与标准粉各半，加入鲜酵母发酵后蒸制。黑米窝头：黑米粉、玉米粉、黄豆粉各 1/3，加适量酵母发酵后，蒸熟即可。

陈伟有话说

黑米粉蒸馒头延缓血糖上升速度

　　单用黑米粉做馒头，虽具有控糖效果，但是口感不是太好，加一些面粉，既能延缓血糖升高速度，又能改善口感。

黑米鸭肉包

材料 面粉 500 克，黑米粉 200 克，鸭胸肉
400 克，芽菜 200 克，泡打粉 7 克，
酵母粉 5 克。

调料 盐 3 克，胡椒粉、香油、水淀粉、姜
末、葱末各少许。

做法

1 鸭胸肉洗净，切粒备用；芽菜洗净，挤
干水分备用；酵母粉用 25 克水搅匀。

2 锅置火上，放油烧至六成热，炒香姜末、
葱末，下鸭肉粒炒散，下芽菜粒，出味
时放盐、胡椒粉、水淀粉、香油，盛出
待冷。

3 面粉、黑米粉、泡打粉、酵母水放入盆
中和匀，加水揉匀成面团，醒发至面团
2 倍大，搓条，下剂子，擀皮，逐个取
皮，包入鸭肉馅，捏成包子生坯，上笼
蒸约 10 分钟即可。

黑米粉、面粉做皮，
用脂肪含量低的鸭
胸肉做馅，能帮助
稳定血糖。

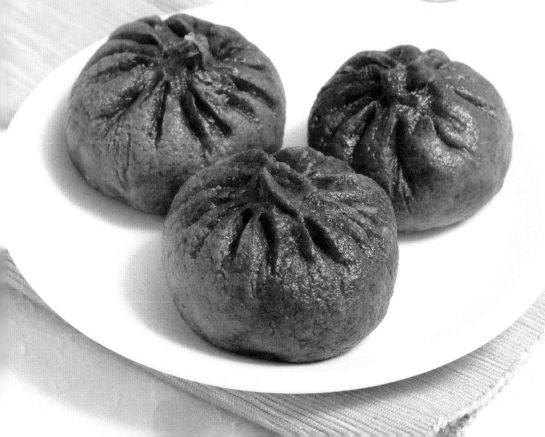

小米

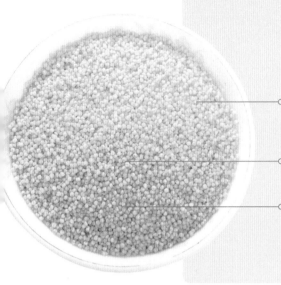

洗小米时不要淘洗次数太多或用力搓洗，这样会使小米外层的营养素流失。

煮小米粥时不宜放碱，以免破坏小米中的维生素，不利于控制血糖，吸收营养。

尤其适合失眠、消化不良、反胃呕吐者食用。小米性微寒，胃寒者不宜多食。

血糖生成指数
71 中

推荐用量
每日 **50** 克

主要营养素
（每100克含量）

热量
361 千卡

碳水化合物
75.1 克

蛋白质
9.0 克

脂肪
3.1 克

力荐理由

　　小米中所含的维生素 B_1 可以参与碳水化合物和脂肪的代谢，能够帮助葡萄糖转变成热量，控制血糖升高。小米中的膳食纤维能促进肠胃蠕动，帮助体内多余胆固醇排出体外，达到降血脂、防止血管硬化的功效。

健康吃法

1 小米含赖氨酸较少，糖尿病患者不宜长期以小米为主食，最好和大米、肉类、蔬菜同食，这样不仅可以提供更全面的氨基酸种类，还可以降低小米的血糖生成指数。

2 小米可以磨成粉搭配小麦粉等，用于制作各种饼、杂粮馒头等。

陈伟有话说

小米粉养胃助消化

　　取小米、白糖各30克。小米炒黄研粉，加白糖拌匀。每日2次，每次2匙，连服1~3月，可促进消化吸收，并有养胃的功效。

金银米饭

材料 大米 100 克，小米 50 克。

做法

1 大米、小米混合淘洗干净，用水浸泡 30 分钟。

2 在电饭锅中加入适量清水，放入大米和小米，按下"蒸饭"键，跳键后即可。

把白米饭换成金银米饭，能降低患 2 型糖尿病的风险。

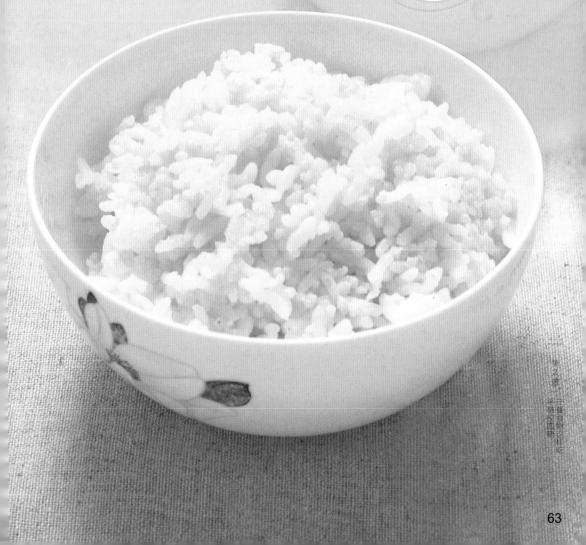

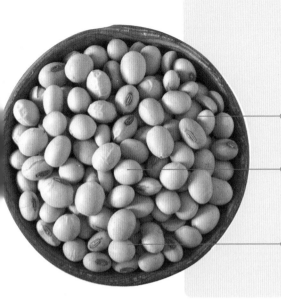

黄豆

○ 黄豆有豆腥味，在炒黄豆时滴几滴料酒，再放入少许盐，可减豆腥味。

○ 黄豆含有胰蛋白酶抑制剂，生食易出现胀气、呕吐，因此豆制品一定要烹熟再食用，且一次不要食用太多。

○ 由于黄豆中嘌呤含量较高，糖尿病合并痛风患者不宜吃黄豆。

血糖生成指数
18 低

推荐用量
每日 **30** 克

主要营养素
（每100克含量）

热量
390 千卡

碳水化合物
34.2 克

蛋白质
35.0 克

脂肪
16.0 克

力荐理由

　　黄豆中的豆胶具有促进胰岛素分泌的功效，黄豆中的大豆多糖等活性成分可改善组织细胞对胰岛素的敏感性，有利于糖尿病病情控制。黄豆中的植物固醇有降低胆固醇的作用，在肠道内可与胆固醇竞争，减少胆固醇的吸收。此外，其所含的膳食纤维能吸附胆汁酸，减少体内胆固醇的沉积。

健康吃法

1 黄豆用沸水煮熟后做成凉拌菜，或是在炒菜、煲汤或煮粥时适当放一些黄豆，都是不错的吃法。

2 将黄豆做成豆浆后，豆渣不要丢掉，可将豆渣加面粉或玉米粉做成窝头，更有利于吸收其中的营养成分。

陈伟有话说

卤黄豆，美味又控糖

　　在平时做卤肉、猪蹄、鸡爪等肉食时，放入一些黄豆一起卤，不仅可使肉食更易熟，同时也可使黄豆口感更好，营养及控糖（整粒黄豆更控糖）效果更好。

糖尿病 让血糖降下来干货分享

四喜黄豆

材料 黄豆150克，青豆、胡萝卜、莲子、瘦肉各30克。

调料 盐3克，料酒、水淀粉各适量。

做法

1 将材料分别洗净，瘦肉切粒，胡萝卜去皮切粒，黄豆先用清水浸泡2小时后煮熟备用，莲子煮熟。

2 在瘦肉粒中加适量盐、料酒、水淀粉腌好，倒入油锅中炒熟，再加入黄豆、青豆、胡萝卜粒和莲子。

3 将熟时加盐调味，用水淀粉勾芡即可。

黄豆搭配青豆、胡萝卜、莲子、瘦肉炒菜，营养丰富，能保护胰岛细胞，控糖效果好。

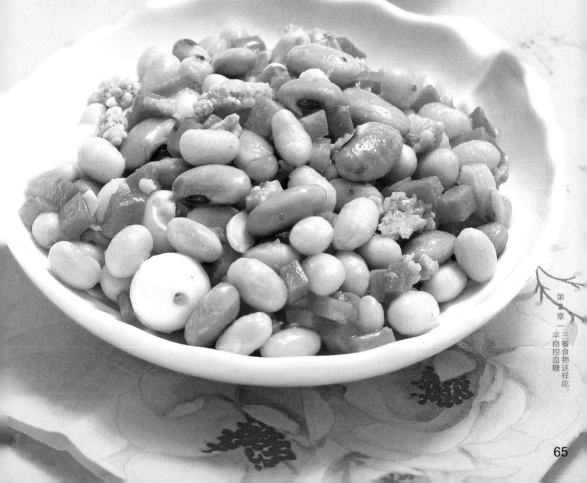

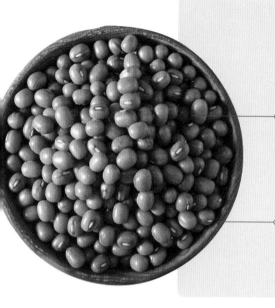

绿豆

绿豆皮中所含的单宁质遇铁会发生化学反应，生成黑色的单宁铁，并使绿豆的汤汁变为黑色，影响味道及人体的消化吸收，因此煮绿豆时忌用铁锅。

绿豆不可长时间熬煮，大火烧开，转中火煮熟即可，以免破坏有机酸和维生素，影响控糖效果。

血糖生成指数
27.2 低

推荐用量
每日 **40** 克

主要营养素
（每100克含量）

热量
329 千卡

碳水化合物
62.0 克

蛋白质
21.6 克

脂肪
0.8 克

力荐理由

绿豆的热量比其他谷物低，有助于糖尿病患者控制餐后血糖。绿豆有止渴控糖、消水肿、利小便的作用，对辅治糖尿病合并肾病有益。

健康吃法

1 将绿豆洗净，放入保温瓶中用开水浸泡3~4小时，再下锅煮，就很容易在较短时间内将绿豆煮熟。

2 绿豆性寒凉，适合体质偏热的糖尿病患者经常食用。

3 绿豆可生成绿豆芽，在生成绿豆芽的过程中维生素C的含量大大增加，并且绿豆芽的热量极低，适合糖尿病患者食用。

陈伟有话说

糖尿病患者不宜多喝绿豆汤

绿豆和大米一样属高碳水化合物食物，特别是浓绿豆汤，大量饮用可引起血糖快速升高，不利于血糖的控制。绿豆具有解毒功效，糖尿病患者需要经常服用降糖药，大量饮用绿豆汤可能影响药效。

玉米绿豆饭

材料 绿豆、玉米、大米各50克。

做法

1 绿豆洗净，提前一晚浸泡；玉米、大米分别淘洗干净，大米浸泡30分钟，玉米浸泡4小时后切碎。

2 用电饭锅做米饭，可先将玉米碎、绿豆入锅煮开，约15分钟后加入大米做成饭即可。

绿豆搭配玉米、大米做饭，能调节胰岛素分泌，帮助控制血糖。

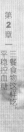

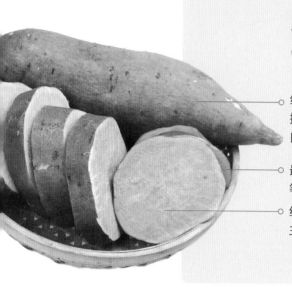

红薯

○ 红薯皮中含有抗氧化的多酚和维生素 C，因此推荐带皮一起吃。但红薯皮不易消化，消化不良者可去掉再吃。

○ 最好不要生吃红薯，生吃容易产生呃逆、腹胀等不适症状。

○ 红薯淀粉含量较高，食用时应适当减少米面等主食的摄入量。

推荐用量

每日
50~100 克

主要营养素
（每100克含量）

热量
106 千卡

碳水化合物
25.2 克

蛋白质
1.4 克

脂肪
0.2 克

力荐理由

红薯中的膳食纤维有助于食物中的脂肪排出，可降低糖尿病患者甘油三酯和游离脂肪酸水平，有助于控制血糖。

健康吃法

1 红薯宜蒸食或煮食，这样其功效能得到最大限度地发挥。一定要将红薯蒸熟煮透，因为高温能破坏红薯中的氧化酶，缓解食后出现的腹胀、胃灼热、打嗝、反胃等不适感。将红薯凉凉再吃，更有利于控制血糖。

2 红薯与土豆都是富含淀粉的食物，土豆的很多做法也适合红薯，如清炒红薯丝、红薯蒸饭等。

陈伟
有话说

红薯叶炖冬瓜利尿控糖

取鲜红薯叶 50 克，冬瓜 200 克。红薯叶洗净，冬瓜削皮去瓤后切小块。锅内倒清水煮开，倒冬瓜块煮至软烂，放入红薯叶，待汤锅继续沸腾时起锅即可。这款汤具有利尿控糖的功效，适合糖尿病患者饮用。

荷香小米蒸红薯

材料 小米 80 克，红薯 250 克，荷叶 1 张。

做法

1 红薯去皮，洗净，切条；小米洗净，浸泡
30 分钟；荷叶洗净，铺在蒸屉上。

2 将红薯条在小米中滚一下，裹满小米，排
入蒸笼中，蒸笼上汽后蒸 30 分钟即可。

> 荷香小米蒸红薯用来
> 替代主食，既有荷叶
> 的清香，又能避免餐
> 后血糖上升太快。

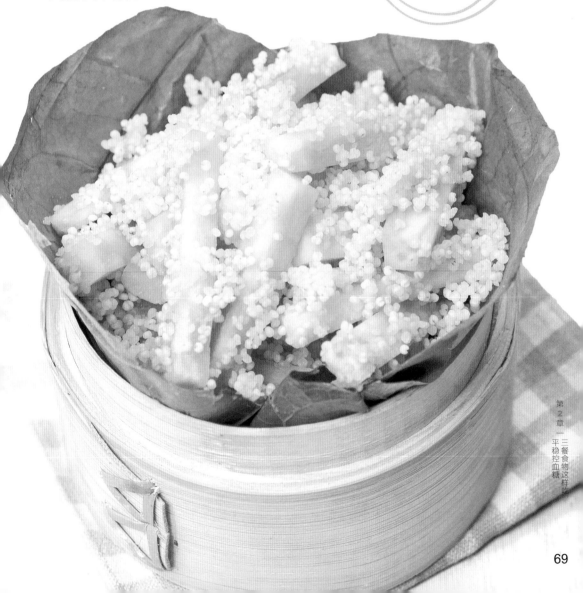

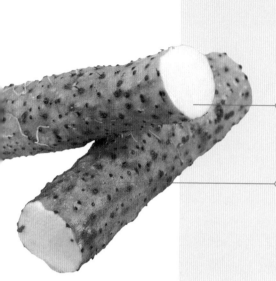

山药

在烹调山药时，山药宜切厚片，这样延缓血糖上升的效果更佳，还能帮助抵抗饥饿感。

将山药配白面蒸食代替主食，能延缓血糖上升速度。

血糖生成指数
51 低

推荐用量
每日 **50~100** 克

主要营养素
（每100克含量）

热量
57 千卡

碳水化合物
12.4 克

蛋白质
1.9 克

脂肪
0.2 克

力荐理由

　　山药中的黏液蛋白能使糖类缓慢吸收，抑制餐后血糖急剧上升，有效调控血糖。

健康吃法

1 山药属于高碳水化合物食物，不宜作为蔬菜大量食用。食用山药后，应减少主食量，将山药和米饭按4：1的比例替换。

2 新鲜山药一定要煮熟煮透，因为山药中含有一种碱性物质，在高温下才能被破坏，如果没熟透，会引起恶心、呕吐等中毒症状。

陈伟有话说

糖尿病患者吃山药有诀窍

　　山药最好蒸着吃。一般可用鲜山药100克，洗净后蒸30分钟，去皮食用。还可将山药50克、黄芪10克、大米100克，一起做成山药黄芪饭食用。

控 糖 食 谱 推 荐

山药番茄豆腐

材料 山药 250 克，豆腐、番茄各 200 克。

调料 姜末、香菜末、盐、香油各适量。

做法

1 山药削皮，切块；番茄去皮，切丁；豆腐
   洗净，切块。

2 锅里放油烧热，放入山药块，翻炒至表面
   变透明，加没过山药的水，烧开后放入豆
   腐块、番茄丁、姜末，再次烧开后加盐，
   转小火炖 5 分钟，淋上香油，撒上香菜末
   即可。

山药搭配豆腐、番茄
做菜，低糖、低脂、
低热量，能使血糖平
稳下降。

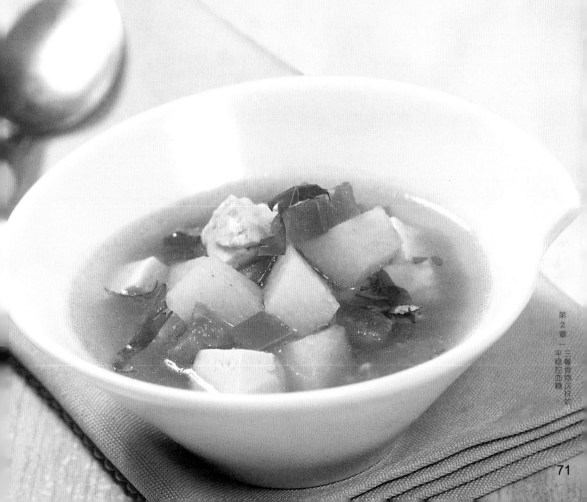

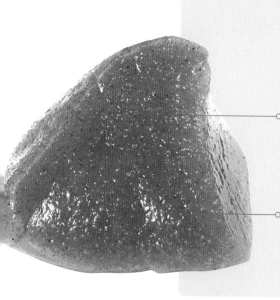

魔芋

魔芋不易入味，烹饪时可加些柠檬汁或胡椒粉来调味，最后出锅时放盐，这样可减少盐的摄入量。

生魔芋有毒，必须烹煮3小时以上才可食用，且每次不宜多食。

推荐用量
每日 80 克

主要营养素
（每100克含量）

热量
11.6 千卡

碳水化合物
2.7 克

蛋白质
0.2 克

脂肪
0 克

力荐理由

魔芋的膳食纤维含量丰富，其中的葡甘露聚糖有延缓葡萄糖和脂肪吸收的作用，可降低血糖，对预防、控制和治疗糖尿病有极好的辅助效果。魔芋有很强的饱腹感，可消除饥饿感，且所含热量低，适合肥胖型糖尿病患者食用；其所含的膳食纤维还能促进胆固醇转化为胆汁酸，抑制胆固醇升高。

健康吃法

1 魔芋经过加工，会流失一些矿物质、维生素，搭配富含矿物质和维生素的蔬菜一起食用，能提高营养价值。

2 魔芋制品特别适合烧制或凉拌。

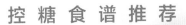

凉拌魔芋

材料 魔芋 100 克,黄瓜、金针菇各 50 克。

调料 盐、香油各 3 克。

做法

1 魔芋洗净,切条;黄瓜洗净,切丝;金针菇洗净,从根部撕散。

2 用沸水分别将魔芋、金针菇焯 3~5 分钟,滤干备用。

3 把上述材料放入碗中,加入盐、香油,搅拌均匀即可。

魔芋搭配黄瓜、金针菇凉拌,含有丰富的膳食纤维,帮助肠道排出积存废物,减轻体重。

蔬果类这样吃

各种颜色都吃，深色蔬菜占一半

　　糖尿病患者要注意每天调换蔬菜的品种，尽可能在一周内多吃些不同种类的蔬菜，每周吃的蔬菜颜色越多越好，而且颜色越深，其营养价值越高。深绿色蔬菜的摄入量最好占蔬菜总摄入量的一半。各类蔬菜中，深绿色蔬菜含有丰富的 B 族维生素、维生素 C 和多种矿物质，营养价值较高，可以更好地延缓餐后血糖的上升。因此，桌上如果有两样蔬菜，最好有一样是深绿色蔬菜，如菠菜、油菜、空心菜等。每天摄取 200 克以上的深绿色叶菜，可延缓餐后血糖的上升。

每天两手捧蔬菜

　　糖尿病患者应多吃蔬菜，才能保证体内必需的营养。吃蔬菜最基本的原则就是：每天保证吃 300～500 克，也就是两手捧蔬菜，种类最好在 5 种以上。每天摄入的蔬菜种类越多越好，根、茎、叶、花、果和菌藻类都要摄入。特别是菌藻类，如蘑菇、木耳等，最好每天都有。

淀粉含量高的蔬菜，可以与主食互换

　　土豆、南瓜、芋头等富含淀粉和膳食纤维，能产生很强的饱腹感，但淀粉进入人体后会转变成葡萄糖，对血糖控制不利，不宜作为蔬菜大量食用，可以和主食交换着吃。作为主食食用时，要相应减少米面等主食的量。

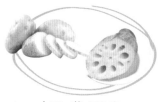

土豆、藕 150 克　　　　　鲜豌豆、毛豆 70 克　　　　25 克主食

陈伟有话说

蔬菜烹调淡一点儿

　　对于糖尿病患者来说，清淡饮食可以预防一些并发症。建议糖尿病患者烹饪蔬菜时尽量清淡一些，可以采用少放油盐的凉拌、清蒸等做法，或者用大火快炒。

糖尿病患者吃水果不纠结

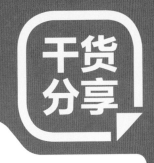

干货分享

能不能吃水果，取决于自己的血糖控制情况

不是所有的糖尿病患者都可以吃水果，只有空腹血糖在 7.0 毫摩 / 升以下（126 毫克 / 分升）、餐后 2 小时血糖在 10 毫摩 / 升（180 毫克 / 分升）以下、糖化血红蛋白在 7.0% 以下，且病情稳定、不常出现低血糖或高血糖的糖尿病患者才可以吃水果，并要在营养师的指导下选用含糖量低的水果。

每尝试一种新水果，要在吃水果后 2 小时监测血糖或尿糖，如果对血糖影响大，以后尽量不要吃，如无明显升高，便可以继续吃，但要控制量。

推荐	慎选	不宜
每 100 克含糖量 小于 10 克	每 100 克含糖量 11～20 克	每 100 克含糖量 大于 20 克
▼	▼	▼
柚子、柠檬、杨桃、杨梅、青梅、李子、枇杷、草莓等	芒果、橘子、蓝莓、苹果、鸭梨、葡萄、桑葚、菠萝、猕猴桃等	雪梨、冬枣、香蕉、人参果、椰子等

水果最好不要选择熟得太透的

吃水果时最好挑偏"青"点的、生点的，这样的水果含糖量大大降低，有利于血糖控制，如青点的李、橘子、苹果、葡萄等。所以，糖尿病患者在挑选水果时，最好不要选那些熟透的甚至有酒精发酵味道的。

陈伟有话说

**高糖水果要少吃，
并且要避开最甜的部分**

糖尿病患者应选择含糖量相对较低及血糖生成指数低的水果，如柚子、草莓、圣女果等。此类水果中的很多微量元素对于提高、改善糖尿病患者体内胰岛素的活性也是很有帮助的。

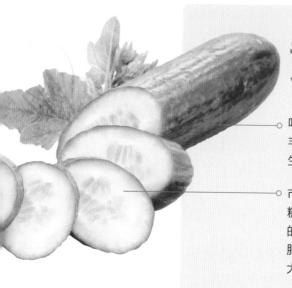

黄瓜

吃黄瓜时最好不要削皮去子。黄瓜皮中含有丰富的胡萝卜素，黄瓜子中含有较丰富的维生素E。

市场上有大、小黄瓜，小黄瓜价格偏贵、含糖量高，一般在西餐中当水果食用。大黄瓜的口感更清脆、含糖量更低，因此更适合减肥人士和糖尿病患者食用。糖尿病患者可用大黄瓜代替水果食用。

推荐用量
每日 100 克

主要营养素
（每 100 克含量）

热量
16 千卡

碳水化合物
2.9 克

蛋白质
0.8 克

脂肪
0.2 克

力荐理由

黄瓜中含有维生素C，可促进糖代谢，调控血糖。且黄瓜水分高，低脂，可抑制糖类转化为脂肪，对控制体重也有益。

健康吃法

1 黄瓜直接生吃或凉拌，都能很好地保留维生素C，发挥控糖功效。

2 糖尿病患者不妨随身带一根黄瓜。黄瓜的含糖量不到5%，且能增加饱腹感，对糖尿病患者而言是不错的解饥食品。两餐之间感到饥饿时，吃上一根或半根黄瓜，相当于加餐一次。另外，正在减饭量的糖尿病患者，还可以在饭前吃半根黄瓜，这样会帮助减少正餐的饭量。

陈伟
有话说

黄瓜尾部不全丢

黄瓜尾部含有较多的苦味素，可刺激消化液分泌，从而产生大量消化酶，增强食欲，因此不宜全部丢弃。

拍黄瓜

材料 黄瓜 150 克，熟白芝麻 5 克。

调料 盐、蒜末、陈醋、香菜末各适量，
香油 3 克。

做法

1 黄瓜洗净，用刀拍至微碎，切成块状。

2 黄瓜块置于盘中，加盐、蒜末、陈醋、
香菜末和香油，拌匀，撒上熟白芝麻
即可。

凉拌时最好拍黄瓜，
用刀背将黄瓜拍扁，
不要拍得太碎，以免
营养成分流失。

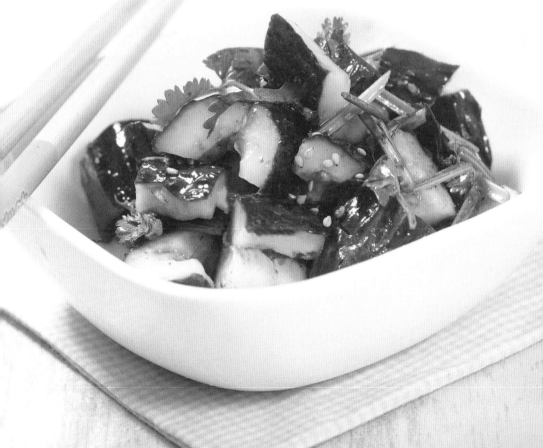

第 **2** 章 一 三餐食物这样吃，平稳控血糖

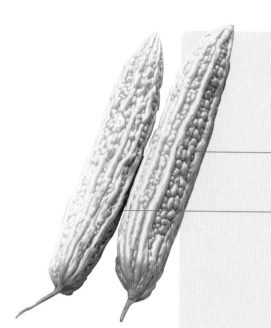

苦瓜

○ 苦瓜宜急火快炒，不宜长时间炖煮。

○ 苦瓜若口味很苦，难以下咽，可加点白醋除去苦味。

推荐用量
每日 **60** 克

主要营养素
（每100克含量）

热量
22 千卡

碳水化合物
4.9 克

蛋白质
1.0 克

脂肪
0.1 克

力荐理由

苦瓜中的苦瓜皂苷被誉为"脂肪杀手"，能减少脂肪的摄入，适量食用有助于预防心脑血管疾病。

健康吃法

1 苦瓜凉拌吃，可以很好地吸收其营养成分。如果用苦瓜炒菜、做汤等，不要烹制得过于烂熟，这样可以较好地保留苦瓜皂苷等控糖营养成分。

2 苦瓜可以榨汁饮用，宜搭配其他食物同吃。长期饮用对控制血糖有很好的效果。

陈伟有话说

糖尿病患者怎样制作苦瓜汁

用擦丝器将苦瓜擦碎，用滤茶网或纱布在杯中挤出苦瓜汁，加入半杯水（水量可以自由调节），如果怕太苦，可以加入柠檬汁（能稳定餐后血糖，预防和减少糖尿病并发症）调节口味。每天喝半杯即可。

苦瓜番茄玉米汤

材料 苦瓜100克，番茄、鲜玉米各50克。

调料 盐3克。

做法

1 苦瓜洗净，去瓤，切段；番茄洗净，切大
   片；鲜玉米去皮，洗净，切小段。

2 将玉米段、苦瓜段放入锅中，加适量水没
   过材料，大火煮沸后转小火炖10分钟，加
   入番茄片继续炖，待玉米完全煮软，加盐
   调味即可。

苦瓜搭配番茄、玉米
做汤，有很好的控糖
功效。

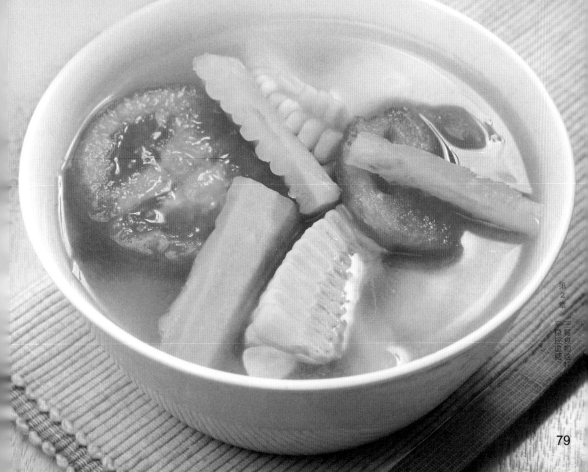

第2章 三餐食物较全 平稳控血糖

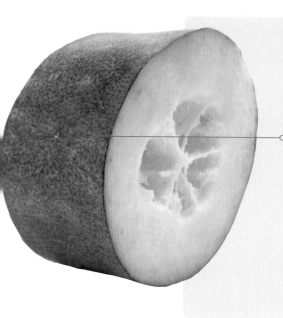

冬瓜

冬瓜皮含有大量的营养成分，具有保健和药用价值。冬瓜皮不应丢弃，可将其洗净切丝，加盐、醋腌渍后，搭青椒炒制，还可以煮水喝。

推荐用量
每日 100 克

主要营养素
（每100克含量）

热量
12 千卡

碳水化合物
2.6 克

蛋白质
0.4 克

脂肪
0.2 克

力荐理由

冬瓜中富含丙醇二酸，能防止体内脂肪堆积，对辅助调理高血压、动脉粥样硬化、减肥有不错的效果。而且冬瓜是低热、低糖、高钾蔬菜，对血糖的影响非常小。

健康吃法

1 冬瓜最宜煲汤，常和海带、薏米、绿豆等一起煲汤，不仅能减肥，还能清胃热、除烦止渴、祛湿解暑、利小便、消水肿，改善糖尿病引起的水肿。

2 冬瓜绞出汁水饮服，能生津止渴，与苦瓜共同打汁，加入适量柠檬汁，有很好的控糖功效。

陈伟有话说

冬瓜皮是宝

中医认为，冬瓜皮性微寒、味甘淡，能清热利尿消肿。冬瓜皮还可辅治糖尿病，如能坚持饮服冬瓜皮汤 3~6 个月，糖尿病患者的"三多"（多饮、多食、多尿）症状能得到明显改善。

冬瓜海带汤

材料 冬瓜 150 克，海带 50 克。

调料 盐、葱段各适量。

做法

1 将冬瓜洗净，去皮、去瓤，切块；海带
泡软洗净，切块。

2 锅置火上，倒适量清水，放入冬瓜块、
海带块煮沸，出锅前撒上葱段，放少许
盐调味即可。

烹制冬瓜时，盐要少
放、晚放，这样口感
好，也做到了低盐。
尤其是煲冬瓜汤时，
更应清淡，出锅前加
少许盐即可。

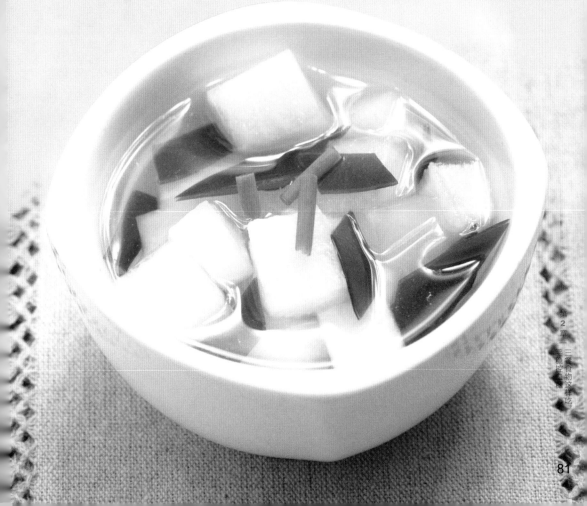

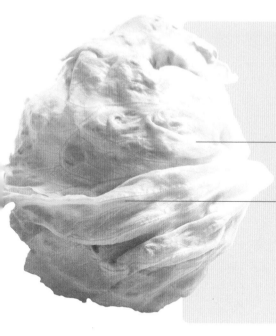

生菜

○ 刀切生菜容易从切口处开始氧化，所以将生菜用手撕成大片，吃起来会比刀切的口感更佳，且大片的生菜不会快速升高血糖。

○ 生菜茎部富含莴苣素，比叶部营养价值高，选生菜时可选择切口为一元硬币大小、茎部发白的。

推荐用量
每日 100 克

主要营养素
（每100克含量）

热量
15 千卡

碳水化合物
2 克

蛋白质
1.3 克

脂肪
0.3 克

力荐理由

　　生菜富含钾、钙等矿物质。其所含的膳食纤维不仅能够促进胃肠蠕动，还有助于减少胰岛素的用量。生菜能保护肝脏，清除血液中的垃圾，具有降胆固醇的功效，可防治糖尿病并发血脂异常、高血压等疾病。

健康吃法

1 生食生菜可最大限度地吸收其营养成分。生菜的农药残留较多，烹调或生吃前宜用小苏打水浸泡10分钟。

2 生菜清洗之前不要切，要先洗后切，用水轻轻冲洗就好，以免维生素大量流失。

3 便秘、糖尿病、高血压、血脂异常以及肥胖者适合多吃。

凉拌生菜

材料 生菜200克。

调料 葱花5克，盐、香油各2克。

做法

1 将生菜洗净，撕成大片，沥干水分。

2 将洗好的生菜放入大碗中，再加入盐、葱花、香油拌匀即可。

生菜不易保存，为了达到较好的保鲜效果，可将生菜上的水擦干，再找一张吸水性比较好的纸巾包裹生菜，然后一同装入保鲜袋，放入冰箱，这样生菜可以保鲜1周左右。

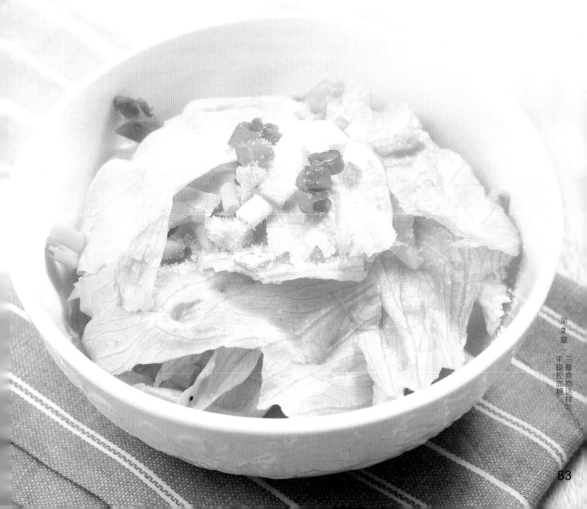

第 **2** 章 三餐食物这样吃——平稳控血糖

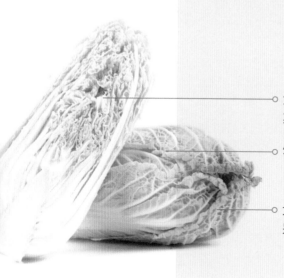

大白菜

○ 大白菜心部富含钾、维生素C等营养物质，是其营养富集之处，所以要先把这个部分吃掉。

○ 外层叶子富含维生素C，不要丢掉。

○ 大白菜根部富含膳食纤维，食用的时候别丢弃。另外，用大白菜根煮水对伤风感冒有缓解作用。

推荐用量
每日 **100** 克

主要营养素
（每100克含量）

热量
18 千卡

碳水化合物
3.2 克

蛋白质
1.5 克

脂肪
0.1 克

力荐理由

大白菜含有丰富的膳食纤维，能够促进肠胃蠕动，防治便秘，减缓餐后血糖上升的速度，糖尿病患者可以经常食用。而且大白菜中含钠量很少，不会使机体保存多余水分，可以减轻心脏负担，缓解和防治糖尿病合并冠心病。

健康吃法

1 食用大白菜时还要注意，切大白菜时宜顺丝切，这样大白菜易熟。

2 烹调时宜急火快炒，不宜用浸烫后挤汁等方法，以免营养流失。

3 食用大白菜最好是现做现吃，隔夜的熟白菜即使再次加热也要少吃或不吃，以免亚硝酸盐在人体内会转化为致癌物质亚硝胺。

4 大白菜与黄豆、豆腐、海米等同食，营养素互补，可提高菜品的营养价值。

黄豆白菜汤

材料 大白菜 300 克, 黄豆 40 克。

调料 葱花 10 克, 姜片 5 克, 盐 2 克。

做法

1 将黄豆去杂质后洗净, 用水浸泡 4 小时; 大白菜洗净, 切成长段。

2 锅置大火上烧热, 加入油烧至六成热, 加入姜片、葱花爆香, 再加入黄豆及清水, 大火煮沸, 转小火再煮 20 分钟。

3 最后加入大白菜段同煮, 大白菜熟透后加盐调味即可出锅。

这道汤富含膳食纤维、大豆异黄酮, 有一定的平稳血糖、改善糖耐量的作用。

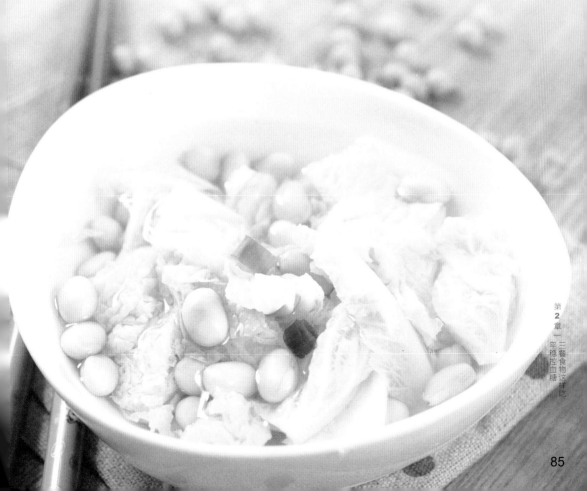

第2章 — 三餐食物这样吃 — 平稳控血糖

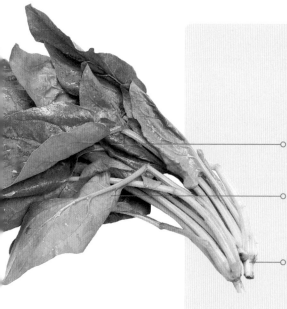

菠菜

菠菜的维生素集中在叶子上，挑选时候要选择叶部颜色较深的。

菠菜购买后不宜长时间存放，以免造成维生素 C 流失。

人们在择菠菜时，习惯将菠菜根丢掉。其实，将菠菜根配以生姜食用，对预防糖尿病有利。

推荐用量
每日 **100** 克

主要营养素
（每100克含量）

热量
28 千卡

碳水化合物
4.5 克

蛋白质
2.6 克

脂肪
0.3 克

力荐理由

菠菜富含维生素 C、膳食纤维，对控制血糖有利。另外，菠菜中的类胡萝卜素可减轻太阳光对视网膜造成的损害，对糖尿病视网膜病变有辅治疗效。

健康吃法

1 菠菜可以炒、拌、做汤吃，如姜汁菠菜、菠菜蛋花汤等。焯菠菜前一定不要切，要先焯再切，以免造成维生素流失。

2 由于菠菜中草酸含量较高，有肾炎和肾结石的糖尿病患者不宜经常大量食用，吃前一定要焯水去草酸。菠菜性凉滑肠，脾胃虚寒腹泻者不宜多吃。

陈伟
有话说

菠菜焯焯水，搭配很随意

烹调菠菜前宜焯水，因为菠菜富含草酸，草酸会影响人体对钙的吸收，但是焯一下水可以减少菠菜中草酸的含量。比如菠菜和豆腐同吃时，一定要先焯水，如果不焯水，会影响豆腐中钙的吸收。

菠菜拌绿豆芽

材料 菠菜 200 克，绿豆芽 100 克。

调料 盐、芥末酱、醋、香油各适量。

做法

1 菠菜择洗干净，放入沸水中焯透，捞出切段；绿豆芽掐头、根，烫熟。

2 芥末酱放入温水中调匀，加盖闷几分钟至出味。

3 将菠菜段、绿豆芽盛入碗中，加入盐、芥末酱、醋、香油，拌匀即可。

菠菜搭配绿豆芽凉拌，富含膳食纤维、维生素 C、类胡萝卜素，能增强饱腹感，帮助肥胖的糖尿病患者控制体重和血糖。

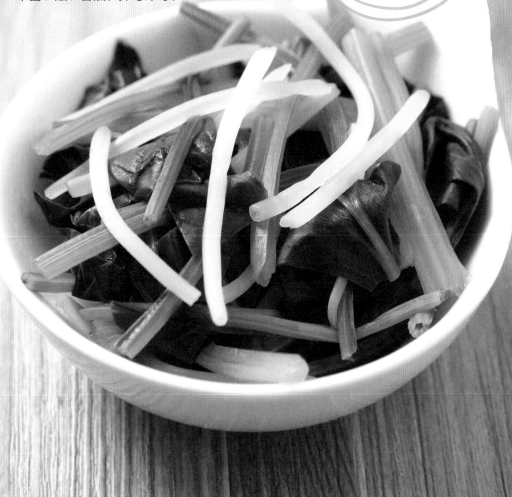

第一章 三餐食物这样吃 平稳控血糖

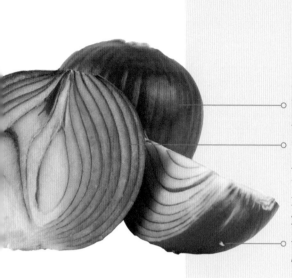

洋葱

洋葱去皮略晒，可以增加槲皮素含量，让洋葱发挥最大的功效。

常见的洋葱分为紫皮和白皮两种。白皮洋葱肉质柔嫩，水分和甜度皆高，长时间烹煮后有黄金般的色泽及丰富甜味，比较适合鲜食、烘烤或炖煮；紫皮洋葱肉质微红，辛辣味强，适合炒。紫皮洋葱营养更好一些。

切碎的洋葱不要用水冲洗，以免大蒜素和水溶性维生素流失。

推荐用量
每日 **80** 克

主要营养素
（每100克含量）

热量
40 千卡

碳水化合物
9.0 克

蛋白质
1.1 克

脂肪
0.2 克

力荐理由

　　洋葱含有类似降糖药物甲苯磺丁脲的槲皮素，能促进胰岛素分泌，维持正常的糖代谢和糖耐量。洋葱中的硒能促进葡萄糖运转，防止胰岛细胞被氧化破坏，促进糖的分解代谢。洋葱还含有前列腺素 A，是天然的血液稀释剂，能扩张血管、降低血液黏度，因而有降血压、预防血栓形成的作用，可防治糖尿病合并血脂异常及高血压。

健康吃法

1 洋葱生吃或凉拌，能最大限度地发挥其降血脂、控血糖的功效。如用洋葱炒菜，宜烹炒至嫩脆且微辣为佳，避免烹饪过久导致洋葱的营养物质被破坏。

2 洋葱用铁锅炒会变色，把切好的洋葱蘸点干面粉拌匀再炒，洋葱就不会变色了，口感还更脆嫩。

3 洋葱不可食用过量，否则会出现胀气和排气过多；洋葱对视网膜有刺激作用，患有皮肤瘙痒性疾病和眼疾、眼部充血者不宜多食。

洋葱炒苦瓜

材料 洋葱、苦瓜各150克。

调料 姜丝5克，盐2克。

做法

1 将洋葱去外皮，洗净后切丝备用；苦瓜洗净，去子，切成薄片备用。

2 炒锅中放入适量植物油，油热后放入姜丝爆香，再继续放入苦瓜片、洋葱丝，翻炒将熟时，放盐调味即可。

这道菜富含槲皮素、苦瓜皂苷，有一定的控血糖作用，可以减轻胰岛的负担。

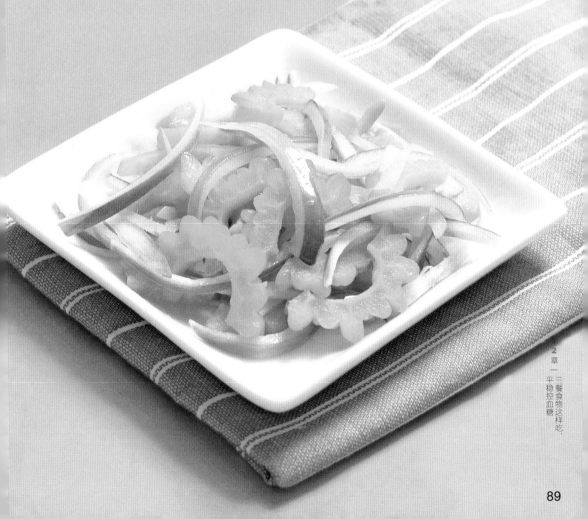

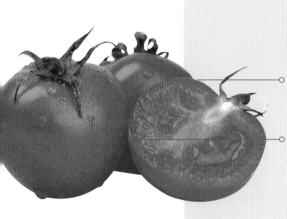

番茄

越红越成熟的番茄含有的番茄红素越多。

番茄含维生素C、钾和膳食纤维等营养素，低热量，且口感酸甜，可代替水果食用。

推荐用量
每日150克

主要营养素
（每100克含量）

热量
20千卡

碳水化合物
4.0克

蛋白质
0.9克

脂肪
0.2克

力荐理由

番茄含有极为丰富的番茄红素，有保护胰岛细胞及胰岛素受体的作用，从而帮助控血糖。而且番茄的热量低，饱腹感较强，非常适合糖尿病患者食用。

健康吃法

1 生吃番茄，能补充维生素C、钾和膳食纤维，对预防心血管疾病和控制体重有利；熟吃番茄，能很好地补充番茄红素和其他抗氧化剂，可以保护血管，抗癌防癌。

2 吃番茄时不宜空腹，因为番茄中的胶质、果酸等会刺激胃黏膜，容易造成胃部胀痛。

陈伟
有话说

购买自然成熟的番茄

自然成熟的番茄表皮光滑，圆形，捏起来较软，蒂周围有些绿色，籽粒为土黄色，肉红、沙瓤、多汁；催熟的番茄通体全红，手感很硬，外观呈多面体，瓤内无汁。

番茄炒草菇

材料 草菇 300 克，番茄 200 克。

调料 葱花 5 克，盐、香油各 2 克。

做法

1 草菇洗净，切片，焯水，沥干水分；番茄洗净，去皮，去蒂，切块。

2 锅内倒油烧热，放入葱花炝锅，下入草菇片翻炒片刻，放入番茄块，待番茄汁收浓，加盐炒匀，淋上香油即可。

番茄搭配草菇炒食，富含番茄红素、维生素D、硒等，可促进糖代谢的正常进行。

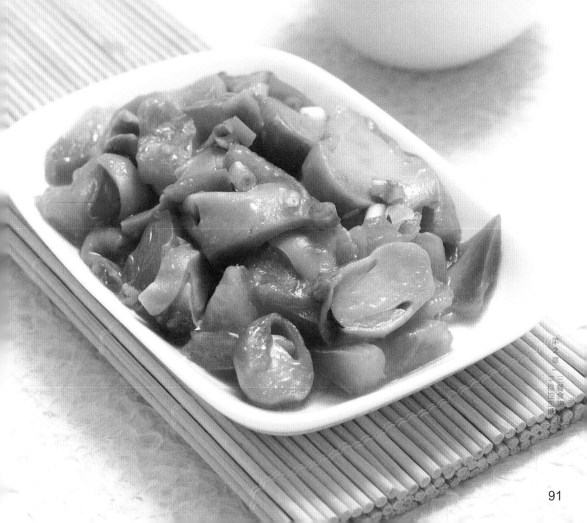

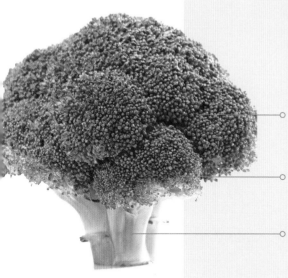

西蓝花

西蓝花中维生素C、胡萝卜素、叶酸十分丰富，营养多来自花蕾，因此食用西蓝花前要注意简单冲洗，不要破坏花蕾。

在吃之前，可将西蓝花放在盐水里浸泡几分钟，菜虫就跑出来了，还有助于去除残留农药。

西蓝花常温下放置3天后维生素C的含量就会减半，因此买来后最好尽快食用，且含有维生素C的茎部不要扔掉。

推荐用量
每日70克

主要营养素
（每100克含量）

热量
36千卡

碳水化合物
4.3克

蛋白质
4.1克

脂肪
0.6克

力荐理由

西蓝花含有丰富的微量元素铬，能帮助糖尿病患者提高胰岛素的敏感性，减少胰岛素的用量。含有的膳食纤维能有效控制肠胃对葡萄糖的吸收，对控制糖尿病的病情很有帮助，尤其适用于预防和控制2型糖尿病。西蓝花中含有的类黄酮物质对高血压和心脏病有一定的辅助治疗作用。其所含的维生素C可降低胆固醇含量，增强血管的弹性，促进血液循环。

健康吃法

1 西蓝花烹饪时间不宜过长，以免破坏其抗癌成分硫代葡萄糖苷。

2 烹饪时，将西蓝花放在加了少量盐的沸水中焯一下，然后立即放入冷水中冲凉后再炒，能保持西蓝花的鲜绿与清脆口感。

什锦西蓝花

材料 西蓝花、菜花各200克，胡萝卜
100克。

调料 醋10克，盐2克，香油少许。

做法

1 西蓝花、菜花分别洗净，切小朵；胡萝
卜洗净，切片。

2 将西蓝花、菜花、胡萝卜放入开水中焯
熟，凉凉。

3 将西蓝花、菜花、胡萝卜放入盘中，加
香油、醋、盐搅匀即可。

这道菜含有一定量
的铬、膳食纤维和
胡萝卜素，能减轻
胰岛负担，对控制
血糖有益。

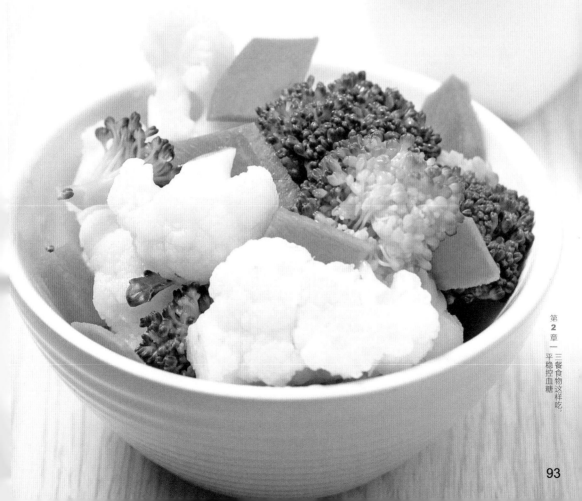

第 **2** 章 — 平稳控血糖 · 三餐食物这样吃·

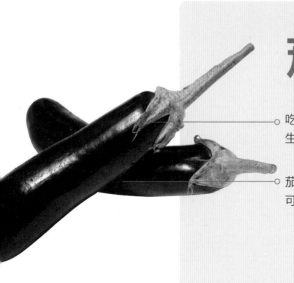

茄子

吃茄子时不要去皮，因为茄皮中含有丰富的维生素 E 和芦丁，有利于糖尿病患者预防并发症。

茄子蒂烤成黑色粉末状，涂在口中或牙龈上，可以有效辅助治疗口腔溃疡和牙龈肿痛。

推荐用量
每日 **100** 克

主要营养素
（每100克含量）

热量
23 千卡

碳水化合物
4.9 克

蛋白质
1.1 克

脂肪
0.2 克

力荐理由

茄子中的膳食纤维可以减少小肠对糖类和脂肪的吸收，促进胃的排空，有助于减少胰岛素的用量，并控制餐后血糖上升的速度。其所含的维生素 E 是一种天然的脂溶性抗氧化剂，可保护胰岛细胞免受自由基的侵害。

健康吃法

1 糖尿病患者吃茄子，宜采用蒸或者煮的烹饪方法，最好是蒸茄子，在蒸熟的茄子上倒一些蒜泥或者蒜汁，味道、控糖效果更佳。

2 茄子切成块或片后，放入水中浸泡，可避免茄子变色。此外，做茄子时放点醋，这样炒出的茄子颜色不会变黑，还有助于稳定餐后血糖。

3 烧茄子因加热温度较高、加热时间长、油腻、维生素 C 损失较多，糖尿病患者不宜多食，即使想吃烧茄子，最好将茄子先蒸几分钟再烧制。炒茄子时，先不放油，用小火干炒一下茄子，等茄子的水分被炒掉，茄肉变软之后，再用油烧制，可以防止茄子吸入过多油脂。

蒜蓉蒸茄子

材料 茄子 300 克。

调料 蒜末 10 克，盐 2 克，醋 5 克。

做法

1 茄子洗净，切条备用。

2 炒锅置火上，倒油烧热，加蒜末、盐、醋炒香，盛出，均匀浇在茄子上。

3 将茄子放入蒸锅蒸约 15 分钟即可。

这道菜富含膳食纤维、维生素 C 等，能帮助糖尿病患者减少油脂摄入，控制血糖水平。

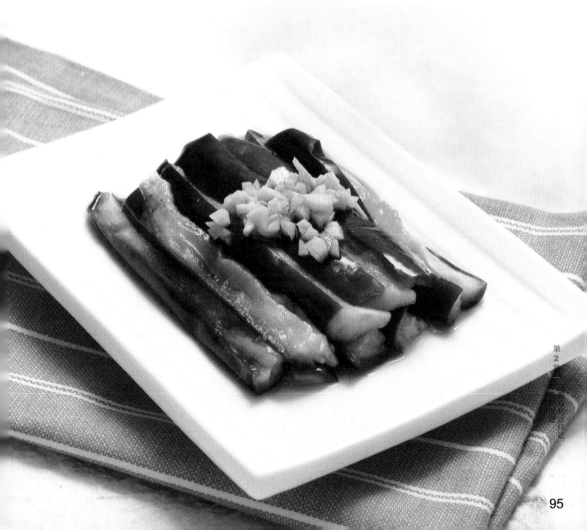

白萝卜

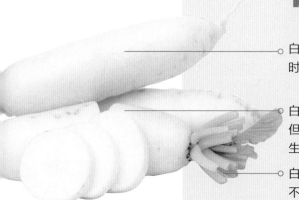

白萝卜皮的维生素C含量比心部多，因此食用时最好不要去皮。

白萝卜中含有的淀粉酶和脂肪酶可促进消化，但加热后活性会变弱，因此白萝卜最好带皮生吃。

白萝卜叶富含维生素C、钙、胡萝卜素，最好不要丢弃。

推荐用量
每日 **100** 克

主要营养素
（每100克含量）

热量
23 千卡

碳水化合物
5.0 克

蛋白质
0.9 克

脂肪
0.1 克

力荐理由

白萝卜中含有大量的可溶性膳食纤维，可延缓机体对食物的消化吸收，有利于控血糖，并促进肠蠕动，可防止便秘。

健康吃法

1 白萝卜熟食可顺气，生吃以汁多、辣味少的为好。白萝卜顶部3~5厘米处维生素C含量最高，熟吃宜快速烹调，以防止维生素C被大量破坏。

2 白萝卜中段到尾段含有的淀粉酶和芥子油较丰富，生吃能最大限度保存营养，是糖尿病患者代替水果的上选。

3 糖尿病患者可以在喝燕麦粥或玉米碴粥时，搭配一碗凉拌萝卜条，帮助减脂、控糖。

蛋香萝卜丝

材料 白萝卜300克，鸡蛋1个。

调料 葱花10克，盐4克。

做法

1 白萝卜洗净，切丝，加少许盐、凉白开
   腌渍。

2 鸡蛋打散，再倒入少许凉白开、盐打成
   蛋液。

3 锅置火上，放油烧热，放入白萝卜丝，
   大火翻炒。

4 待萝卜丝将熟时，撒入葱花并马上淋入
   蛋液，炒散后即可。

白萝卜和鸡蛋搭配炒制，
含膳食纤维、蛋白质、
卵磷脂等人体所需的营
养物质，营养更全面。

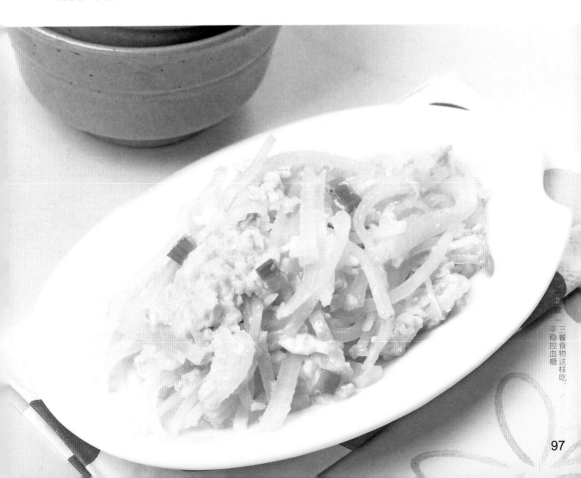

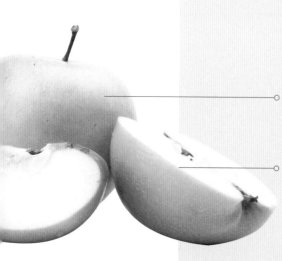

苹果

苹果皮中富含多酚,可有效延缓衰老。苹果带皮吃,钾能多摄取 2 倍,维生素 E 能多摄取 4 倍。

糖心苹果不适合血糖高的人食用。

血糖生成指数
36 低

推荐用量
每日 **100** 克

主要营养素
(每100克含量)

热量
54 千卡

碳水化合物
13.5 克

蛋白质
0.2 克

脂肪
0.2 克

力荐理由

苹果含有的铬能提高糖尿病患者对胰岛素的敏感性,苹果酸可以稳定血糖,预防老年糖尿病。

健康吃法

1 糖尿病患者在吃苹果时不要忘记计算苹果的热量(200 克青苹果和 25 克主食交换),以控制全天总热量,最好在两餐之间食用。也可上午用苹果 100 克加餐,下午用猕猴桃 100 克加餐,同时午餐主食减少 25 克。

2 苹果生吃和熟吃作用不一样,生吃可通便,熟吃虽然比较酸,但是辅治腹泻效果好。熟吃的做法是把苹果洗净,切小块,隔水蒸熟吃。

陈伟
有话说

选苹果要选青色的

苹果分富士、黄香蕉、国光等品种,富士苹果偏甜,国光苹果偏酸。对于糖尿病患者而言,不要吃太甜的苹果,应选青色的酸味苹果。因为酸度高的水果,血糖生成指数一般较低。

苹果玉米汤

材料 苹果、玉米、鸡腿各100克。

调料 姜片、盐各适量。

做法

1 鸡腿去皮，焯一下；苹果洗净，去皮（也可不去皮），切块；玉米洗净，切段。

2 锅置火上，倒入适量清水，放入鸡腿、玉米段、苹果块和姜片，大火煮沸，再转小火煲40分钟，最后加盐调味即可。

玉米富含膳食纤维和维生素E，能够调节胰岛素分泌；苹果煮熟后有很好的健脾胃功效，能止泻。这款苹果玉米汤适合脾胃不好的糖尿病患者食用。

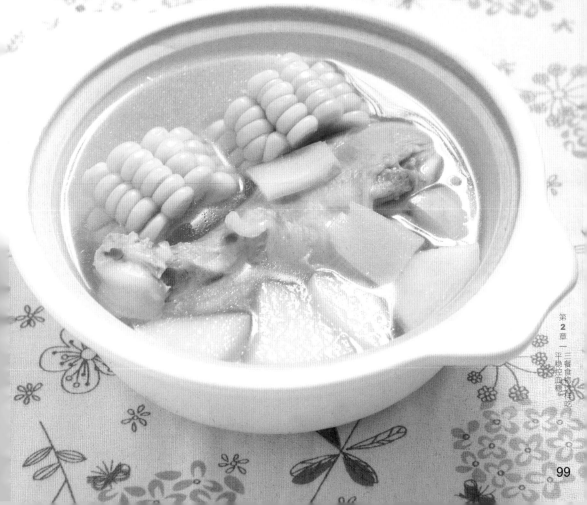

第2章 三餐食物有吃 平稳控血糖

柚子

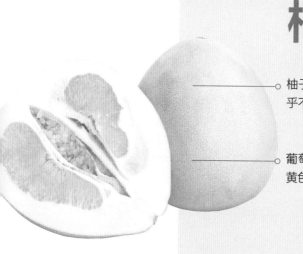

柚子有一个很重要的营养特色就是富含钾，几乎不含钠，血压高者可以适当多吃。

葡萄柚（果肉红色）含糖量稍高于胡柚（果肉黄色），糖尿病患者最好食用胡柚。

血糖生成指数
25 低

推荐用量
每日 **80** 克

主要营养素
（每100克含量）

热量
42 千卡

碳水化合物
9.5 克

蛋白质
0.8 克

脂肪
0.2 克

力荐理由

柚子含有的柚苷配基有助于消化分解脂肪，减轻胰岛细胞负担。柚子中含有维生素 C 能够清除体内的自由基，预防糖尿病神经病变和血管病变的发生。此外，柚子是高钾低钠的水果，有助于降血压。另外，柚子还能改善烦渴多饮的症状。

健康吃法

1 柚子适合作为加餐食用，血糖控制平稳的患者可把 200 克柚子与 25 克主食进行食物交换。

2 服药时应避免食用柚子，因柚子中含有的一种活性成分可以干扰许多药物的正常代谢，易引起不良反应。例如在服用降压药期间不要吃柚子或饮用柚子汁，否则可能产生血压骤降等不良反应。

三丝拌柚块

材料 去皮柚子肉 200 克，红甜椒、豆腐丝各 25 克。

调料 盐、香油各 3 克，香菜段 10 克。

做法

1 柚子肉切块；红甜椒洗净，去蒂除子，切丝；豆腐丝洗净，切短段，放入沸水中焯透，捞出，过凉，沥干水分。

2 柚子肉、香菜段、红甜椒丝、豆腐丝放入同一个盘中，加盐和香油拌匀即可。

去皮柚子肉与红甜椒和豆腐丝凉拌，可以提供维生素、膳食纤维，有助于维持血糖平稳。

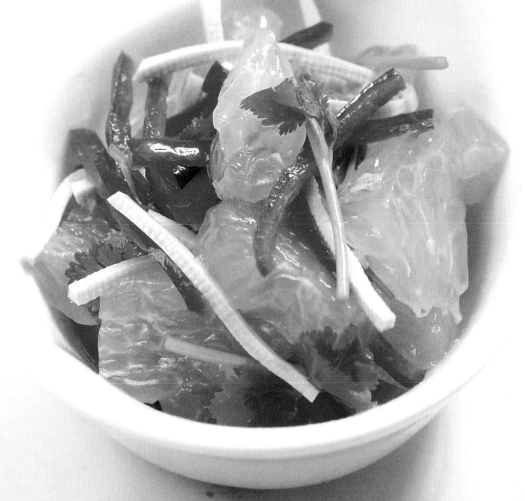

肉蛋类这样吃

吃肉认准"白瘦"

选择肉类时，应尽可能选择低脂肪肉类，如瘦畜肉、淡水鱼、海产品和去皮禽肉。其中，鸡肉、鸭肉、鱼虾类统称为"白肉"。白肉比猪肉、牛肉等红肉的脂肪含量低，不饱和脂肪酸含量较高，这也意味着吃同样 75 克肉，吃鱼、鸡肉可以摄入较少的饱和脂肪，更适合血脂异常、高血压、糖尿病、脂肪肝等患者食用。因此，日常饮食中不妨将白肉作为肉类的首选，红肉则以瘦肉为主。

此外，糖尿病患者膳食中蛋白质的供给应充足。当肾功能正常时，糖尿病患者的膳食蛋白质应与正常人近似，应占总热量的 10%～15%，其中优质蛋白质占一半。

海鱼类，每周吃 2 次

糖尿病患者应适量摄入鱼类，尤其是海鱼类的脂肪含量低且多由不饱和脂肪酸组成，如三文鱼、金枪鱼等，富含 DHA、EPA，可降低血脂和血液黏度，预防糖尿病合并心血管病变。

对糖尿病患者来说，适量摄入海鱼类等水产品是很好的选择，每周吃 2 次海鱼，每次 40～75 克较为合适。

蛋类每次吃多少

鸡蛋：有些慢性病患者认为蛋黄胆固醇含量太高，就怕吃鸡蛋。其实，大量研究指出，每天吃 1 个鸡蛋既不会升高血脂，也不会增加心脑血管疾病风险。相反，鸡蛋中的优质蛋白质、维生素等，正是慢性病患者所需要的。一般来说，成人每天吃 1 个鸡蛋即可；血脂异常患者建议每周吃 2～4 个鸡蛋，而且最好放在早餐或午餐吃。

鸭蛋：有些腥味，多用来做咸鸭蛋。糖尿病患者偶尔吃半个咸鸭蛋是可以的，但不可多食。

鹌鹑蛋：虚弱者及老人、儿童的理想滋补食品，每天吃 5 个就够了。

陈伟有话说

鱼、肉最好午餐吃

乳、蛋、瘦肉、鱼、虾、豆制品的蛋白质含量比较丰富，按照合理的饮食标准，每人每天最好吃一次鱼、肉类食物，而且最好在午餐时吃。糖尿病患者有患心血管疾病的巨大风险，控制血脂和控制血糖一样重要，而鱼、肉类是饮食中脂肪的重要来源，在选择时应格外注意。

40~75 克肉是多少？
用手一测便知

《中国居民膳食指南（2016）》建议成人每天摄入畜禽肉类 40~75 克，水产类 40~75 克，蛋类 40~50 克。其中，鱼、肉、蛋可提供优质蛋白质，其氨基酸组成更接近人体需要，在人体利用率高，但是这类食物热量高，不可过量摄入，以免增加肥胖、心血管疾病危险。在选择上，首选鱼类、禽肉，畜肉应当选瘦肉。糖尿病在肉的摄取上应参考此建议。

陈伟有话说

误会解除，吃鸡蛋不需要弃蛋黄了

以前人们都认为，蛋黄中含有较多的胆固醇，每 100 克蛋黄中胆固醇含量达 1510 毫克，也正因为如此，许多人都选择不吃鸡蛋，或者吃鸡蛋时把蛋黄丢掉。但蛋黄中含有较全面的营养，如维生素 A、维生素 B_1、卵磷脂等，对促进生长发育、大脑发育和维持神经系统功能具有重要意义，尤其矿物质如钙、磷、铁等主要集中在蛋黄部分。

其实，一个蛋黄中含有的胆固醇只有 200 毫克，《中国居民膳食指南（2016）》特别提出，吃鸡蛋不要弃蛋黄，但需要注意的是，吃全蛋的数量以一周不超过 7 个为宜。

40~75 克瘦肉的分量示意图

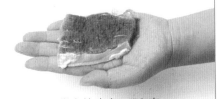

手掌厚度、一掌心的瘦肉 ≈ 50 克

40~75 克水产品的分量示意图

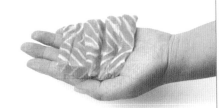

手掌厚度、一掌心的三文鱼 ≈ 50 克

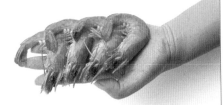

4 只长度与手掌宽相当的虾 ≈ 80 克

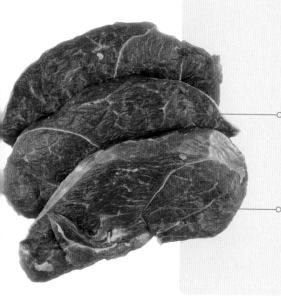

牛肉

牛分黄牛、水牛、牦牛、乳牛四种，其中以黄牛肉为最佳。黄牛肉的颜色一般呈棕红色或暗红色，脂肪为黄色，肌肉纤维较粗，肌肉间无脂肪夹杂。

牛肉宜横切，将长纤维切断，这样不仅入味，也更易消化。

推荐用量
每日 40～75 克

主要营养素
（每100克含量）

热量
125 千卡

碳水化合物
2.0 克

蛋白质
19.9 克

脂肪
4.2 克

力荐理由

牛肉中的锌元素会提高胰岛素原转化为胰岛素的能力，能提高肌肉和脂肪细胞对葡萄糖的利用，降低血糖浓度。

健康吃法

1 吃牛肉，搭配上也有讲究。比如最简单的萝卜炖牛腩、番茄炖牛腩、山药炖牛腩等，可以帮助补充维生素和膳食纤维。

2 消化功能不好的糖尿病患者最好用牛肉做馅料包饺子或做成牛肉丸，更容易消化吸收。

陈伟有话说

牛肉怎么吃既美味又健康

牛肉适合与某些素菜一起炖着吃，如牛肉和白菜、土豆、萝卜一起炖味道极佳，和南瓜也是不错的搭配。值得一提的是，牛肉遇到番茄后，可以使牛肉中的铁更好地被人体吸收，有效预防缺铁性贫血。

糖尿病 让血糖降下来干货分享

控 糖 食 谱 推 荐

牛肉山药枸杞汤

材料 牛肉250克,山药100克,芹菜20克,枸杞子、桂圆肉各10克,芡实50克。

调料 葱段、姜片、盐、料酒各适量。

做法

1 牛肉洗净,切成块,放入沸水中焯去血水,捞出沥干;山药洗净,去皮,切成块;芹菜洗净,切段;芡实、枸杞子洗净,用温水泡软;桂圆肉洗净备用。

2 砂锅中放入适量清水,将牛肉块、芡实、山药块、葱段、姜片一起放入锅中,再倒入适量料酒,大火煮沸后改小火慢煲,2小时后放入枸杞子、桂圆肉、芹菜段,小火慢煲10分钟后用盐调味即可。

牛肉搭配山药、枸杞子、桂圆等做汤,富含锌、黏液蛋白等营养,能使糖类缓慢吸收,抑制餐后血糖急剧上升。

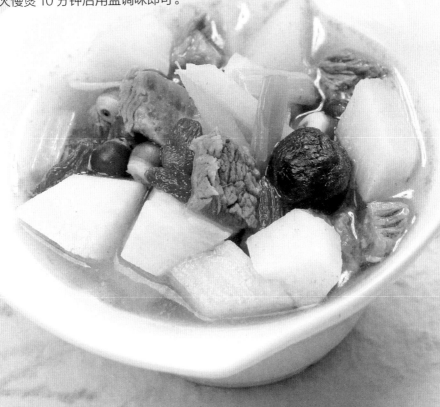

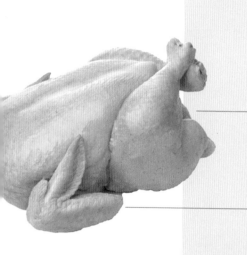

鸡肉

鸡皮和鸡肉的薄膜能保持肉质水分，防止脂肪外溢。因此，应将鸡皮去掉，可减少脂肪摄入，有利于糖尿病并发血脂异常患者控制血糖。

带骨鸡肉的含钙量是纯鸡腿肉的4倍，加醋后汤中的钙和胶原蛋白含量都大大增加。

血糖生成指数
45 低

推荐用量
每日 **40~75** 克

主要营养素
（每100克含量）

热量
167 千卡

碳水化合物
1.3 克

蛋白质
19.3 克

脂肪
9.4 克

力荐理由

鸡肉中含有的锌可增强肌肉和脂肪细胞对葡萄糖的利用，调节血糖水平。鸡肉中的B族维生素具有保护神经系统的作用。

健康吃法

1 鸡不同部位营养成分有所差异。鸡胸肉的脂肪含量很低，且含有大量维生素；鸡翅却含有较多脂肪，想减肥的人宜少吃；鸡肝中的胆固醇含量很高，胆固醇高的人不要多吃；鸡皮中脂肪和胆固醇含量较高，糖尿病患者最好去皮食用；鸡屁股是储存病菌和致癌物的仓库，应弃掉不要；鸡头中容易堆积毒素，最好也弃掉不吃。

2 炖鸡虽然味道鲜美，富含蛋白质，但鸡汤中盐分偏高，饱和脂肪和胆固醇也较多。即使吃炖鸡不吃鸡皮，但油脂早溶入汤内，喝鸡汤会摄入过多的脂肪。所以，鸡汤可适量喝，但不宜喝熬得过浓的汤。

糖尿病 让血糖降下来干货分享

荷兰豆拌鸡丝

材料 鸡胸肉 150 克, 荷兰豆 100 克。

调料 蒜蓉 10 克, 盐、香油各 2 克。

做法

1 将鸡胸肉冲洗干净, 煮熟冷却, 撕成细丝, 用盐水浸泡半小时, 捞出沥干水分。

2 荷兰豆洗净切丝, 放入沸水中焯熟。

3 将鸡丝、荷兰豆丝放入盘中, 再放入蒜蓉、盐、香油拌匀即可。

这道菜含有不饱和脂肪酸、维生素 E 和烟酸, 能够降低血液中胆固醇的浓度, 对血糖控制有帮助。

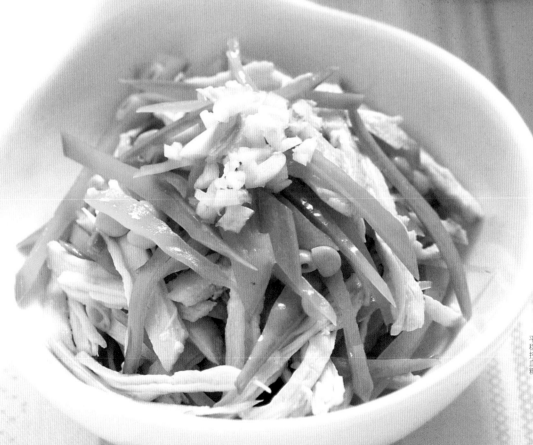

鸭肉

○ 糖尿病患者在吃鸭肉的时候，最好去皮食用，以免摄入过多的脂肪。

○ 鸭肉尤其适合夏、秋季吃，可滋阴、补肾，祛除暑热、缓解秋燥。

○ 鸭肉在烹调前用醋浸泡半小时，或者切除鸭屁股后用清水浸泡 3 小时，可有效去除腥味。

推荐用量
每日 40 ~ 75 克

主要营养素
（每100克含量）

热量
167 千卡

碳水化合物
1.3 克

蛋白质
19.3 克

脂肪
9.4 克

力荐理由

鸭肉相较于其他肉类，含有较多的 B 族维生素，能补充 2 型糖尿病患者因胰岛素抵抗消耗的 B 族维生素，从而稳定血糖水平。鸭肉中的锌能使肌肉和脂肪细胞对葡萄糖的利用大大增强，有利于降低血糖。另外，鸭肉的脂肪含量较低，且多为不饱和脂肪酸，有助于防治心血管并发症。

健康吃法

1 鸭肉性凉，食用时最好配一些温性的食材，如枸杞子等，来平衡其凉性，能够防止对糖尿病患者胃肠产生不利影响。

2 老鸭汤滋五脏之阴，但老鸭肉在短时间内不容易煲烂，可以在锅里放一些木瓜皮，其中的酶会加速鸭肉熟烂。

3 不应常食烟熏和烘烤的鸭肉，因其加工后可产生苯并芘物质，有致癌作用。

控 糖 食 谱 推 荐

鸭肉莲藕汤

材料 鸭肉 150 克，莲藕 300 克，水发木耳 60 克。

调料 盐 4 克，姜片 5 克，料酒 8 克。

做法

1 莲藕洗净去皮，切块；木耳择洗干净，撕成朵；鸭肉洗净，切块。

2 鸭块放入砂锅中，加姜片、料酒、适量水，大火煮沸，用小火炖至八成熟，放入莲藕、木耳煮熟，用盐调味即可。

鸭肉搭配莲藕、木耳做汤，富含膳食纤维、维生素 C、B 族维生素等营养，能促进胃排空，帮助控制血糖。

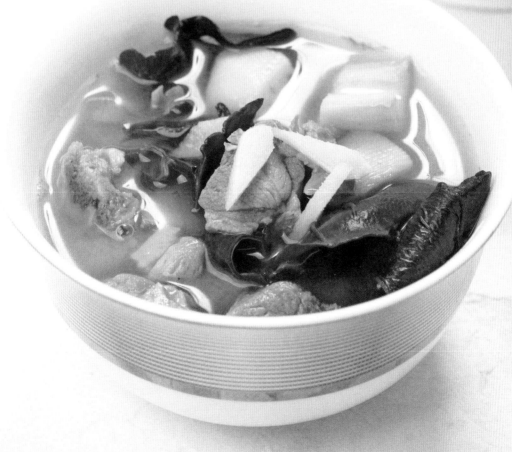

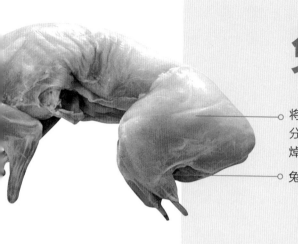

兔肉

将兔肉放入盆中，加入适量盐反复搅拌3~5分钟，再放在水中清洗干净，然后下入沸水中焯烫，有助于去除腥味。

兔肉肉质细嫩，比其他肉类更易消化吸收。

推荐用量
每日 **40~75** 克

主要营养素
（每100克含量）

热量
102 千卡

碳水化合物
0.9 克

蛋白质
19.7 克

脂肪
2.2 克

力荐理由

兔肉中富含优质蛋白质，可为糖尿病患者补充因糖异生而消耗的蛋白质，防止负氮平衡，又不易引起血糖升高。兔肉中含有的卵磷脂可以保护血管，预防动脉硬化，还可预防血栓形成。

健康吃法

1 将兔肉用沸水焯烫一下，撇去浮沫和浮油，可以减少油脂的摄入，并且要去掉兔皮，因为兔皮脂肪含量高，不适宜食用。

2 兔肉顺着纹路切，加热后才能保持菜肴的形态，肉味更加鲜嫩。若切法不当，兔肉加热后会变成粒屑状，而且不易煮烂。

3 兔肉煮熟后放入调味料和含钙丰富的芝麻拌食，用油量很少，适合糖尿病患者补充营养。

陈伟有话说

凉拌兔肉用油少

将兔肉用沸水焯烫一下，撇去浮沫和浮油，可以减少油脂的摄入，并且要去掉兔皮，因为兔皮脂肪含量高，不适宜食用。因为是凉拌菜，所以用油量少，很适合糖尿病患者食用。

芝麻兔肉

材料 兔肉300克,黑芝麻5克。

调料 葱段、姜片、香油、盐各适量。

做法

1 黑芝麻洗净,炒香备用;兔肉去皮,洗净,放入锅内,加量水烧开。

2 放入葱段、姜片,焯去血水,撇沫,捞出兔肉。

3 锅内再放入清水,放兔肉用小火煮1小时,捞出凉凉,剁块装盘。

4 碗内放香油、盐调匀,边搅边将黑芝麻撒入,最后浇在兔肉上即可。

兔肉富含蛋白质、卵磷脂,黑芝麻含有丰富的维生素E,两者搭配食用,可以保护血管,对心血管疾病有益。

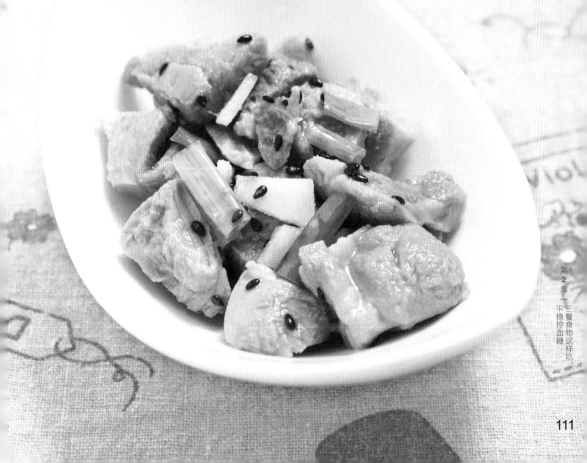

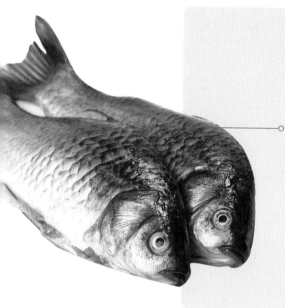

鲫鱼

鲫鱼一定要清理干净，特别是腹内的那层黑色膜，一定要全部去掉，否则腥味很重。将鱼去鳞、剖腹洗净后，放入盆中倒一些料酒浸泡，就能去除鱼的腥味，并能使鱼滋味鲜美；或将鲜鱼剖开洗净，在牛奶中泡一会儿，既可除腥，又能增加鲜味。

推荐用量
每日 **40～75** 克

主要营养素
（每100克含量）

热量
108 千卡

碳水化合物
3.8 克

蛋白质
17.1 克

脂肪
2.7 克

力荐理由

鲫鱼中的钙等矿物质能促使胰岛素正常分泌，升高血清中胰岛素的水平，促进糖分解代谢，降低血糖和尿糖。

健康吃法

1 鲫鱼肉嫩味鲜，最好是清蒸或加豆腐煮汤。若经油炸，食疗功效就会打折扣，不利于糖尿病患者控制血糖水平。

2 鲫鱼豆腐汤是民间常见吃法，很适合中老年人、病人和虚弱者食用。

3 鲫鱼子含胆固醇较高，糖尿病合并血脂异常者不宜多吃。

陈伟有话说

绿茶配鱼肉，止烦消渴

清蒸鲫鱼时加点绿茶，不仅味道好，而且可以止烦消渴，帮助改善糖尿病患者出现的口渴症状。烹调方法：准备鲫鱼 500 克，绿茶适量；将鲫鱼去鳃、内脏，洗净，腹内装满绿茶，放入盘中，上蒸锅清蒸，熟透即可。

豆腐鲫鱼汤

材料 鲫鱼 300 克, 豆腐 200 克。

调料 盐、葱段、姜片、香菜段、料酒各适量。

做法

1 鲫鱼去鳞、鳃和内脏, 洗净, 控水; 豆腐洗净, 切方块。

2 炒锅置火上, 放油烧热, 先下葱段、姜片, 待爆出香味时, 放入鲫鱼略煎, 加料酒、盐, 至香味溢出时加 3 大碗冷水, 大火煮沸。

3 煮沸后, 大火继续炖 10 分钟, 放入豆腐块, 再次煮沸后转小火炖 15 分钟左右, 放入香菜段即可。

鲫鱼和豆腐搭配做汤, 能促进机体对钙的吸收, 同时降低胆固醇, 对糖尿病患者有益。

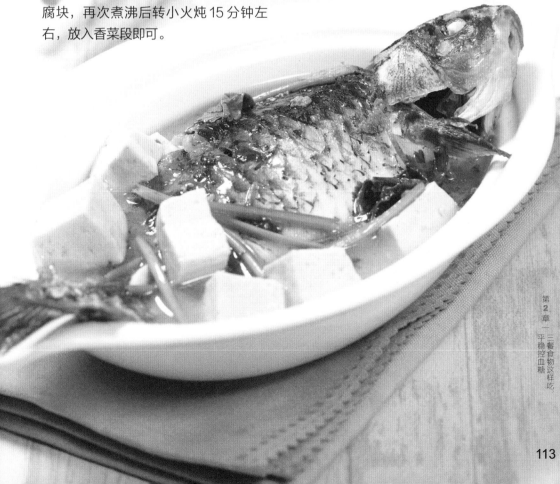

第 2 章 三餐食物这样吃, 平稳控血糖

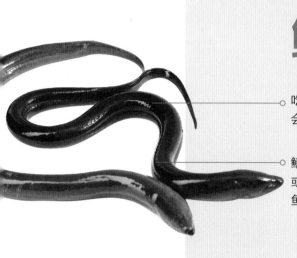

鳝鱼

吃鳝鱼要注意"鲜"，现杀现烹，因为鳝鱼死后会产生毒素，吃死鳝鱼容易引起食物中毒。

鳝鱼在烹调前用盐轻轻搓洗可去除表面的黏液，或用料酒或黄酒腌渍半小时左右，可以去除鳝鱼的腥味。

推荐用量
每日 **40~75** 克

主要营养素
（每 100 克含量）

热量
89 千卡

碳水化合物
1.2 克

蛋白质
18 克

脂肪
1.4 克

力荐理由

鳝鱼中含有的鳝鱼素具有双向调节血糖的作用，可辅助治疗糖尿病。

健康吃法

1 食用鳝鱼时，宜加大蒜等配料烧熟煮透，不宜爆炒，因为鳝鱼体内可能有寄生虫，爆炒未使其熟透，杀不死寄生虫，食用不安全，只有煮熟烧透后再吃才安全。

2 鳝鱼性温，不适合热性体质的人，比如风热感冒、上火的人最好少吃，高血压、卒中后遗症、甲亢及急性炎症患者均不宜食用过多。

陈伟
有话说

常吃鳝鱼能控血糖

糖尿病患者经常食用鳝鱼对身体有益。一般坚持每天食用 50 克的鳝鱼肉，有助于控空腹血糖。鳝鱼与豆腐炖汤，也可加山药或白菜炖，都适用于糖尿病患者。

控糖食谱推荐

大蒜烧鳝鱼

材料 鳝鱼 300 克，去皮大蒜 100 克，黄瓜、红甜椒、香芹各 50 克。

调料 郫县豆瓣、料酒、酱油各 5 克，代糖、胡椒粉、盐各 2 克。

做法

1 黄瓜洗净，切滚刀块；红甜椒去子去蒂，切成菱形片；香芹洗净切段；郫县豆瓣剁碎；鳝鱼去头、尾、内脏，用盐水洗去黏液，切成约 3 厘米的段，用盐、酱油、胡椒粉、料酒腌制 15 分钟。

2 锅中加油烧热，放入鳝段炒至变色，捞出。

3 另起锅，热油炒香郫县豆瓣碎，放入大蒜，加适量水煮开，依次放入鳝鱼段、黄瓜块烧开，待黄瓜块变色时加入红甜椒片，汤汁收浓后加香芹段炒匀，再加代糖即可。

大蒜含有大蒜素及多种含硫挥发性化合物，鳝鱼与大蒜搭配可以辅助控糖，防治和缓解糖尿病并发症。

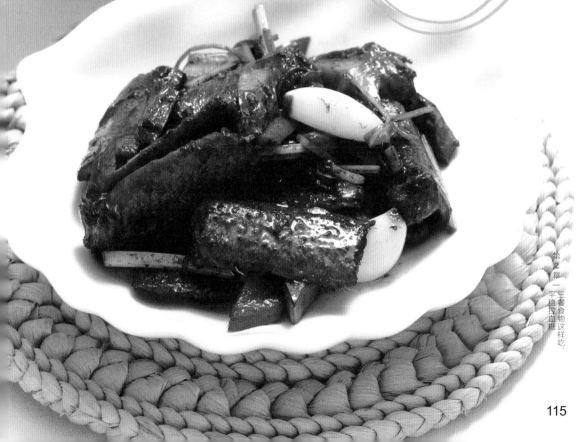

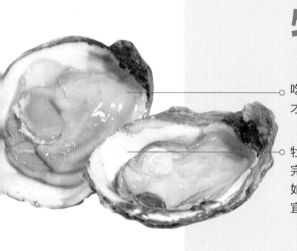

牡蛎

吃未做熟的牡蛎可引发腹泻等，因此要煮熟后才可以放心食用。

牡蛎以壳色泽黑白分明者为佳，去壳之后的肉完整丰满，边缘乌黑，肉质带有光泽、有弹性。如果牡蛎韧带处泛黄或者发白，则不新鲜，不宜食用。

推荐用量

每日 **40～75** 克

主要营养素

（每100克含量）

热量

73 千卡

碳水化合物

8.2 克

蛋白质

5.3 克

脂肪

2.1 克

力荐理由

牡蛎中的牛磺酸可促进肝糖原转化成葡萄糖，从而减轻胰腺负担，对糖尿病患者有益。牡蛎中含有丰富的 B 族维生素，有利于维护神经系统的健康，可预防和辅助治疗糖尿病周围神经病变。

健康吃法

1 牡蛎具有高蛋白、低糖、低脂的优点，煲汤、煮熟凉拌或清蒸食用，营养更容易被人体消化吸收。烹饪时，宜搭配白萝卜、木耳、银耳、菠菜、柚子等对血糖控制有益的食材。

2 吃牡蛎时蘸点大蒜汁，既可以提升牡蛎的鲜味，又可以帮助蛋白质的吸收。

3 牡蛎易引发皮肤过敏，因此慢性皮肤病患者慎食。体虚而寒者不宜食用。

控糖食谱推荐

柚子拌牡蛎

材料 牡蛎 250 克，柚子 100 克，红甜椒 15 克。

调料 葱末 5 克，胡椒粉 3 克，蒸鱼豉油少许。

做法

1 红甜椒洗净，去子，切小丁；柚子去皮、取肉，切块。

2 将葱末、红甜椒丁、柚子块放入碗里，加入胡椒粉、蒸鱼豉油拌匀。

3 锅里水烧开，放入牡蛎用大火煮熟（2~3 分钟），捞起放入装调料的碗里，拌匀即可。

这道凉拌菜含有牛磺酸、维生素 C、橙皮苷等，能保护毛细血管，对稳定血糖、预防脑出血有一定作用。

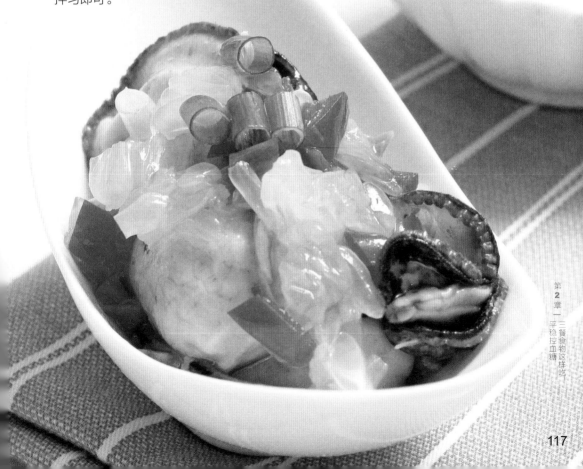

扇贝

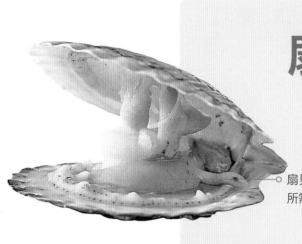

扇贝含有丰富的锌和优质蛋白质，可提供机体所需的营养。

推荐用量
每日 50 克

主要营养素
（每100克含量）

热量
60 千卡

碳水化合物
2.6 克

蛋白质
11.1 克

脂肪
0.6 克

力荐理由

　　扇贝含有丰富的锌，可提高胰岛素的合成和活性，促进肌肉和脂肪细胞对葡萄糖的利用。

健康吃法

1 扇贝蛋白质含量高，但不宜过量食用，否则会影响脾胃的消化功能，导致食物积滞，还可能引发皮疹。

2 蒜蓉粉丝扇贝虽是最常见吃法，但对糖尿病患者而言，摄入过多粉丝不利于控糖，可改为蒜蓉蒸扇贝。

陈伟有话说

干贝的食用方法

　　干贝是扇贝的干制品，味道鲜美，营养价值高，在烹调菜肴时总当配角，可炒食、煮汤等。干贝可做成干贝丝瓜、干贝豆腐、干贝萝卜丝汤、干贝菜心等，每道菜里只要放上5~6粒干贝就可以了。

香炒扇贝

材料　扇贝 500 克，洋葱 300 克，青甜椒 1 个。

调料　姜片、盐、生抽各适量。

做法

1　扇贝放入水中，吐净泥沙，取扇贝肉；洋葱洗净，切片；青甜椒洗净，去子，切块。

2　热油锅爆香姜片，放入青甜椒块、洋葱片，加生抽翻炒至八成熟，倒入扇贝肉炒熟，加盐调味即可。

扇贝搭配洋葱、青甜椒炒制，含有槲皮素、蛋白质、胡萝卜素等营养，营养丰富，可帮助维持正常的糖代谢。

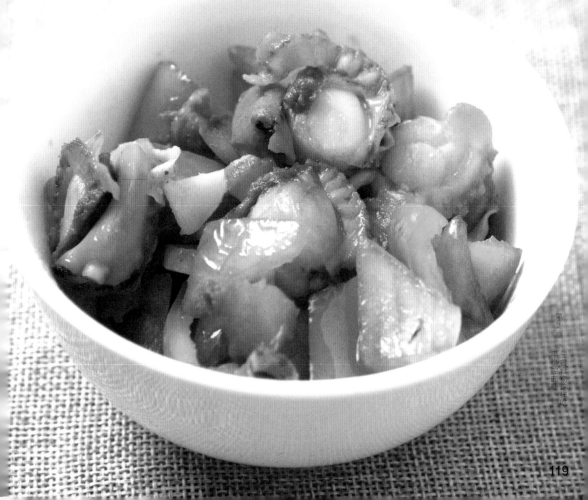

119

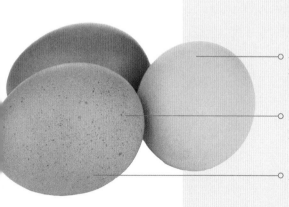

鸡蛋

○ 鸡蛋含丰富的优质蛋白质及 B 族维生素等糖尿病患者所需的营养物质。

○ 鸡蛋的大小是随着母鸡的年龄增长而变化的，鸡蛋无论大小，蛋黄的大小都是一样的。

○ 鸡蛋壳的颜色是由生产时的环境明暗决定的，白壳、红壳营养相当。

推荐用量
每日 60 克

主要营养素
（每100 克含量）

热量
144 千卡

碳水化合物
2.8 克

蛋白质
13.3 克

脂肪
8.8 克

力荐理由

　　鸡蛋营养价值高，富含蛋白质、卵磷脂等人体所需的营养物质。无论是作为正餐还是加餐食用，都是不错的选择。现代医学研究证实，每天吃 1 个鸡蛋不仅可以供给营养，还有预防心血管疾病的作用。

健康吃法

1 糖尿病患者吃鸡蛋应该注意烹饪方法，蒸蛋羹、蛋花汤最合适，因为这两种做法能保留更完整的营养，且易于消化吸收。炒鸡蛋、煎鸡蛋则应该尽量避免。

2 糖尿病患者每天吃 1 个蛋比较适宜，不宜贪多。

陈伟
有话说

吃鸡蛋有诀窍

　　吃鸡蛋最好是蛋清、蛋黄一起吃，这样营养更全面；最好是蒸煮着吃或者做蛋花汤，这样营养更容易消化，非常适合儿童、老人和病人食用。不过，鸡蛋缺乏维生素 C，搭配番茄、青椒等，就可以弥补其不足。

芦笋鸡蛋沙拉

材料 芦笋2根，鸡蛋1个，胡萝卜1根。

调料 盐、酸奶、胡椒粉各适量。

做法

1 芦笋削去根部硬皮，洗净，斜切小段；胡萝卜去皮，洗净，切菱形片。

2 胡萝卜片放入开水锅中，煮软，放入芦笋段烫1分钟，将蔬菜捞出过凉，沥干水分；鸡蛋蒸熟后，取蛋白切小片，与胡萝卜片、芦笋段一起放入碗中。

3 蛋黄、酸奶、胡椒粉、盐搅拌均匀，做成沙拉调味汁，淋入碗中，拌均匀即可。

这道菜富含蛋白质、维生素C、胡萝卜素等，能帮助消化，延缓血糖上升。

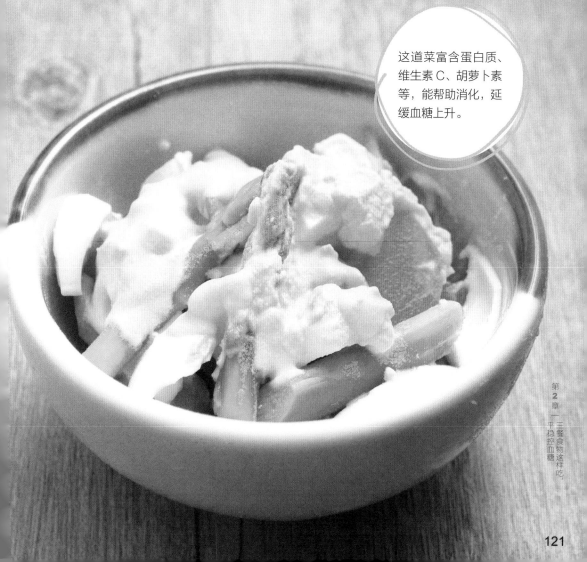

第2章 三餐食物这样吃，平稳控血糖

油脂类这样吃

多用植物脂肪代替动物饱和脂肪

脂肪酸按照饱和程度，根据双键数量的多少，可分为饱和脂肪酸、单不饱和脂肪酸及多不饱和脂肪酸。饱和脂肪酸可以通过摄取猪油、牛油、黄油等获得，不饱和脂肪酸主要通过摄取植物油获得。对于糖尿病患者来说，应多用植物脂肪代替动物脂肪。

常见植物油对比

种类	主要成分	烹调要求
大豆油	富含亚油酸、维生素 E	烹调时温度不宜过高，不适宜煎炸食物
花生油	不饱和脂肪酸含量高，还含有卵磷脂	耐热性略高于其他油，适用于烹炒
葵花子油	亚油酸比例高达 66%，远远高于其他油类	耐热性较好，可用于一般炒菜，但不宜爆炒、煎炸
橄榄油	与谷物油脂相比，它的亚油酸含量较低，维生素 E 的含量也较低，但含有多酚类抗氧化剂	最适合凉拌，也可用于低温油炒

优选含较多不饱和脂肪酸的油类

多不饱和脂肪酸具有调血脂、降血压的作用，可以保护心血管，因此建议糖尿病患者多吃富含不饱和脂肪酸的植物油。

亚油酸和 α-亚麻酸是人体必需的多不饱和脂肪酸，它们分别是前列腺素和脑细胞的原料。尤其是 ω-3 脂肪酸，能显著降低血中甘油三酯的水平，并能保护心脑血管。

不要长期食用一种油

富含 ω-3 多不饱和脂肪酸的食用油，可选用亚麻子油、胡麻子油、紫苏油、核桃油等。对于糖尿病人群来说，应把这些油作为日常用油，并且常和其他油类换着吃。

控油温，少用油，少油炸

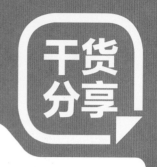

干货
分享

判断油温有新招

很早以前，老一辈们会使用"粗油"或"毛油"来烹饪，这些油杂质较多，需用高温的方式来提纯。因此，将油烧到冒烟的状态似乎成为我们判断油温的习惯。但现在，我们用的大多为精炼油，燃点在200℃左右，如果还用以前的方式来判断油温，温度将会达到300℃，这对身体健康是不利的。

其实，在烧油时，看见油烟快冒出来时就可以将菜放进锅里了。此外，还可以通过葱皮颜色的变化来判断油温。将葱皮扔进油锅里，如果葱皮周围的油泡很少，说明油温还不够；如果葱皮很快变黄，那么油的温度就可能太高了；最好是看见葱皮颜色未变，同时边上还陆续冒着小油泡，这就是合适的温度。可以用手放在锅面上感受一下，记住这个温度，下次炒菜时就更方便了。

做到这4条，能少吃一半油

1 改变烹调方法，日常烹饪多采用凉拌、蒸、炖、炒、微波等用油少的烹饪方法，避免采用煎、炸等用油多的烹饪方法。例如烧茄子，可以将茄块用盐水腌一会儿，再在锅中干煸一阵以渗出水分，然后上锅炒。

2 改变过去做菜肴放油多的不良饮食习惯，如做饺子的馅料时少放油，避免"一咬一口油"；主食以清淡为主，尽量少吃油条、油饼、炒面等。

3 用平底锅或不粘锅做菜，少许油"润锅"即可。平底锅受热均匀，油入锅稍转一下，就可铺满整个锅，同时还减少油烟的产生，使每滴油都用得恰到好处。

4 食物可以先焯再炒。肉类先焯烫可去脂肪。不易熟或易吸油的食材事先焯烫，再放入其他食材同煮或炖炒，可减少汤汁或油脂的吸入。

> 陈伟
> 有话说
>
> **坚果虽好，也不能多吃**
>
> 大部分坚果是高脂肪食品，其脂肪含量为35%~80%，能榨出油来。比如，一把花生米可能相当于50克米饭所供应的热量。且坚果体积小而热量密度高，很容易吃多。因此，吃坚果一定要控制量，每天1小把最为理想。

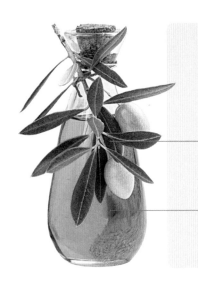

橄榄油

○ 市场上常见的橄榄油可分为特级初榨橄榄油、初榨橄榄油和普通橄榄油。特级初榨橄榄油营养素保存最好、质量佳，为首选。

○ 橄榄油不仅可用于凉拌，还可以用来炒菜，但油温不可过高。因为高温会破坏其营养成分，降低其营养价值。

推荐用量
每日 10 克

主要营养素
（每100克含量）

热量
899 千卡

碳水化合物
0 克

蛋白质
0 克

脂肪
99.9 克

力荐理由

橄榄油含有极高的不饱和脂肪酸，可以促进血液循环、保护皮肤、防癌抗衰、防治心脑血管疾病。

健康吃法

1 尽管橄榄油有很多保健功效，但和其他食用油一样，每百克含 99.9 克脂肪和 899 千卡热量。因此，吃多了也对健康不利，同样会造成肥胖等问题。橄榄油每天食用不宜超过 30 克，最好限制在 25 克以下。

2 可将各种颜色的蔬菜加入适量盐和橄榄油做成沙拉，色香味俱全且营养丰富，有利于控制血糖。

土豆沙拉

材料 土豆 150 克，小萝卜、黄瓜各 100 克。

调料 橄榄油 5 克，白醋 10 克，盐 3 克。

做法

1 土豆去皮洗净，切大块，浸泡 10 分钟，煮熟；小萝卜和黄瓜洗净，切块。

2 将土豆块、萝卜块、黄瓜块放入碗中，加橄榄油、白醋、盐搅匀即可。

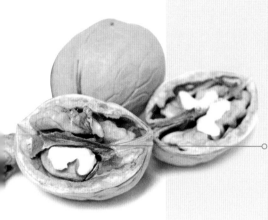

核桃仁外包裹着一层薄薄的褐色外皮，含有很多营养，最好不要丢弃。

核桃

推荐用量

每日 **2~3** 个

主要营养素

（每100克含量）

热量

646 千卡

碳水化合物

19.1 克

蛋白质

14.9 克

脂肪

58.8 克

力荐理由

　　核桃含有的多不饱和脂肪酸有助于缓解 2 型糖尿病早期阶段的胰岛素抵抗问题，减少对葡萄糖的过多吸收，有效稳定血糖水平。核桃含有的多不饱和脂肪酸还能帮助舒张血管平滑肌，使血液流通顺畅，从而降低血压，缓解糖尿病合并高血压患者的不适症状。

健康吃法

1 可将核桃焯熟之后凉拌食用，营养最好。核桃一次不宜食用过多，否则会影响胃肠消化。

2 大白菜含有丰富的膳食纤维，能够促进肠胃蠕动，核桃扒白菜可减缓餐后血糖上升的速度。

核桃扒白菜

材料 大白菜 300 克，核桃仁 30 克。

调料 盐 3 克，料酒、水淀粉各 10 克。

做法

1 大白菜取菜帮，去叶，洗净，用手撕成片，焯软，捞出，沥干；核桃仁掰成小块。

2 锅内放少许水、核桃仁，加盐和料酒，烧至沸腾并煮出香味，加大白菜烧至入味，用水淀粉勾芡即可。

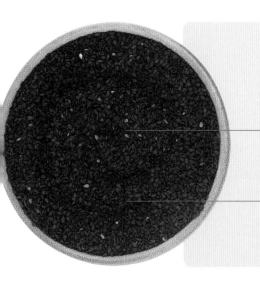

黑芝麻

○ 黑芝麻中含有水溶性多酚芝麻素等营养成分，可有效调节体内的活性酶，抵抗衰老。

○ 黑芝麻碾碎食用，口感和营养更胜一筹。

推荐用量
每日 **5~10** 克

主要营养素
（每100克含量）

热量
559 千卡

碳水化合物
24 克

蛋白质
19.1 克

脂肪
46.1 克

力荐理由

黑芝麻含有丰富的维生素 E，可保护胰岛细胞，并有助于缓解神经系统症状。现代药理研究和临床应用结果表明，黑芝麻可增加肝脏及肌肉中糖原含量，有助于控血糖。

健康吃法

1 黑芝麻若不碾碎直接食用，营养成分基本无法吸收，也影响消化。所以需要磨成芝麻粉食用，才能获取更多的营养。碾碎后的黑芝麻容易氧化，买的时候最好买成粒的，吃多少磨多少。

2 黑芝麻含油脂较多，有润肠通便的作用，便溏腹泻、慢性肠炎患者慎食。

黑芝麻黑豆豆浆

材料 黑豆 40 克，熟黑芝麻、黑枣各 15 克。

做法

1 黑豆用清水浸泡 10~12 小时，洗净；黑枣洗净，去核，切碎；黑芝麻碾碎。

2 将黑豆、黑芝麻碎和黑枣碎倒入全自动豆浆机中，加水至上下水位线之间，煮至豆浆机提示豆浆做好即可。

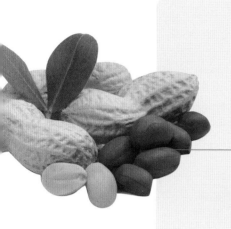

花生

花生含有蛋白质、烟酸，但脂肪含量高，吃的时候应计入全天热量中，并减少主食的量。

力荐理由

花生米中含有大量的花生四烯酸，有利于增强胰岛素敏感性，改善胰岛素分泌。花生红衣中含有一种多酚类物质，可降低血小板聚集，预防动脉硬化和心脑血管疾病，有助于防治糖尿病并发症。

健康吃法

1 花生宜煮食，这样可以保留花生中原有的植物化合物，如植物固醇等，有利于控糖、保护血管。

2 花生富含油脂，不适宜脾胃虚弱者过多食用，否则会引起腹泻，不利于身体健康。

花生菠菜

材料 熟花生米 45 克，菠菜 300 克。

调料 蒜末、香油各 4 克，盐 3 克。

做法

1 熟花生米碾碎；菠菜择洗干净，入沸水中焯 30 秒，捞出，凉凉，沥干水分，切段。

2 盘中放入菠菜段，用蒜末、盐和香油调味，撒上花生碎即可。

糖尿病热点问答

Q 饮食治疗就不能吃自己喜欢的食物吗?

A 虽然糖尿病饮食治疗有很多禁忌,但这并不代表完全舍弃自己喜欢的食物。如果想吃自己喜欢的食物,而这些食物原本不受营养师推荐,可以在血糖控制良好的情况下尝试这样做:改变这类食物的烹调方法,以少油少盐少糖为原则;改变这些食物的进餐时间,比如偶尔作为加餐食用,并同时相应减少主食量。

Q 不吃或少吃主食更有利于血糖控制吗?

A 主食是碳水化合物的主要来源,不少人认为主食吃得越少越好,其实这是不对的。主食虽然会升高血糖,但是其所提供的热量应占总热量的55%~65%,蛋白质和脂肪则分别占20%~30%、10%~15%即可。如果主食摄入不足,总热量无法满足身体代谢的需要,身体必然要动用脂肪和蛋白质来提供热量。脂肪分解会产生酮体,易导致酮症酸中毒。体内蛋白质分解,日久则会导致消瘦、乏力、抵抗力低下,极易继发各种感染等。

糖尿病患者饮食中要控制总热量,但必须保证足量的主食,主食可以通过适当增加粗粮、调整烹调方法等途径来控制餐后血糖。

Q 饭吃的多时能通过加大用药剂量进行抵消吗?

A 有的糖尿病患者一顿两顿忍不住多吃了一些,试图通过加大药物剂量来抵消,而这是非常不利于病情控制的,并且胰岛素等药物的剂量调整是非常复杂和专业的,不是个人可以凭借自我感觉就能调整的,因此除非医生给予建议,否则不要自行调整。

第**3**章

——

运动是最好的降糖药，
坚持下去就有效

运动的控糖效果比想象中大

No.1
减轻体重，减少肥胖，预防糖尿病。

No.2
消耗血糖，让餐后持续升高的血糖得到控制。

No.5
减少血糖过高对人的神经系统造成的伤害。

No.3
增强心脑血管功能，降低罹患心脑血管病的概率。

No.4
可明显改善人体内分泌水平状态，如力量练习可提高人体免疫细胞功能。

什么才是糖尿病的有效运动

很多糖尿病患者有这样的疑问：我做哪种运动才能控制糖尿病？其实这是一个误区：控制糖尿病不是靠具体哪种运动，而是坚持运动并有效运动。简单地说，有效运动就是运动后身体功能得到提高，健康问题得到改善，而没有引起其他不适。通常我们评价一次运动是否合适，可以用这几个指标：睡眠质量、饮食状况、身体的疲劳感受、基础心率变化等。

使基础心率稳中有降

基础心率是指早上睡醒后，睁开眼睛平躺时的心率，即清晨起床前的心率。通常来说，人体的基础心率是比较恒定的，波动的幅度非常小。如果某天的基础心率每分钟高出3次以上，就说明昨天的运动量大了。而经过一段时间的锻炼，比如一两个月的训练，基础心率下降了，说明运动是有效的。但这个下降不可能是无限的，优秀的耐力运动员的基础心率可达到每分钟30次的水平，这是普通人达不到的。

使睡眠质量得到提高

适宜的运动可提高睡眠质量，比如入睡更快、睡得更沉、醒来后更有精神等。如果运动量不够，那么睡眠质量基本没有变化，而运动过度，睡眠质量就有可能变差——累倒了。合适的运动还会使食量适度增加，消化更快。

运动完感到略微疲劳

一般运动后身体感到略微疲劳就可以了，不能过于疲劳。而且经过一夜的休息，可完全缓解。运动过量了，疲劳就会延续，休息一个晚上还是恢复不了，就要进行适度调整，降低运动量。

能适度锻炼肌肉

适度的肌肉锻炼能增加肌肉的含量和质量。肌肉在安静的时候不但能增加血糖的消耗，同时能刺激身体，提高身体对胰岛素的敏感性，进而保持血糖的稳定。现在很多人恰恰是忽略了肌肉锻炼，其实肌肉对人体功能的维持和提高是起决定性作用的，因为肌肉是人进行各种活动的发动机。所以糖尿病的有效运动中必须包含肌肉锻炼。肌肉锻炼有多种形式，可以去健身房进行哑铃锻炼，也可以在家徒手或者借助小哑铃、拉力器等简单的器械，进行合适的力量训练，比如俯卧撑就是非常实用的力量训练项目。

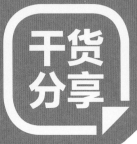

干货
分享

把握好这 3 个运动要点，控糖效果更明显

定计划，兼顾饮食和用药

就跟我们工作要有工作计划一样，锻炼也要有计划，效果才会更明显。锻炼计划应该包括进行锻炼的近期目标、长期目标，长期的训练概要、近期的具体训练内容，每周锻炼的天数、每天锻炼的次数和时间等。在我们的锻炼计划中，还应有"应急"计划——当出现意外情况不能按原计划进行锻炼时，如何利用身边的资源进行有效的补充锻炼。

在制订锻炼计划时，饮食、用药等对血糖有影响的因素也要考虑到计划中，这样制出的计划才能全面，针对性才强。通常来说，中低强度的有氧运动更多的是消耗糖和脂肪，而大强度的力量锻炼主要消耗的是糖和一部分蛋白质，而且肌肉的重建会刺激对蛋白质的吸收。因此如果没有进行大强度的力量锻炼，以目前的生活和饮食水平，蛋白质是不需要额外补充的。由于脂肪能供应更多的热量，也不需要刻意补充。

糖尿病患者常用的少食多餐的原则，在进行运动的过程中同样适用，不能因为运动就破坏这样的饮食方式。但因为糖尿病患者血糖代谢紊乱，在运动中或运动后往往容易发生低血糖现象，因此糖尿病患者在锻炼前要根据自己的情况适当补充一些糖分，同时要随时准备一些糖块等含糖食物，当出现低血糖现象时能及时补充，避免发生危险。

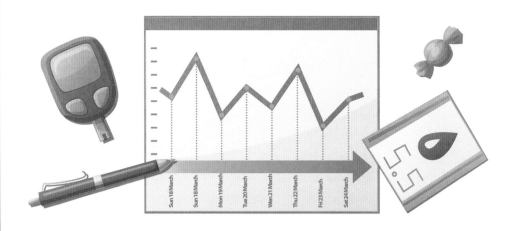

定时，沿着身体记忆逐步调控血糖

糖尿病患者最重要的任务是尽量保持血糖的稳定，既不能高，也不能低，因此通常都会在餐前用药，以期在用餐后血糖达到高峰时降糖药的效果正好显现，从而达到平稳血糖的效果。同样，运动对血糖的控制最好是在餐后血糖将要达到高峰时发挥效果，这样运动的效果会更加明显。因此，建议糖尿病患者应该在每顿饭后，稍微休息就开始进行如走路、散步等低强度的运动，以消耗体内逐渐升高的血糖，让血糖的峰值不至于过高。这样的运动只是饭后控制血糖高峰的小运动，作为正式运动的一个补充。

而每天的正式运动，也需要定时：每天固定一个锻炼时间，只要到了这个时间，就要开始一天的正式锻炼，按照运动计划开始运动。定时运动能产生一个身体记忆，身体素质会沿着这个记忆逐步提高，代谢功能会得到改善，血糖也可以逐步得到控制。

定量，最大限度避免运动伤害

定量，就是每天的运动量要固定，比如每天慢跑 5 千米、肌肉锻炼 20 分钟，整个时间控制在 1 小时，那么每天就按照这个量去开展运动。直到经过一段时间锻炼后，身体素质得到提高，可以完成更大的运动量后，再调整整个的运动量，并再坚持、再调整。

男女有别，运动大不同

女性由于身体结构、生理功能等原因，得糖尿病大部分是在 50 岁前后——进入更年期时。锻炼的时候，女性由于年龄、体质等情况，力量往往不如男性，因此在肌肉锻炼方面，要选择上负荷相对轻的，而锻炼的时间适当延长，通过延长锻炼的时间来提高对血糖的消耗。

男性糖尿病患者体力要比女性好，因此锻炼时要增加负荷的重量，更多地消耗血糖和促进肌肉生长，充分地发挥肌肉在平时的热量消耗，更好地维持血糖的平稳。

另外，对于"糖龄"比较长的患者，男性多半会出现糖尿病足等肢体上的并发症，而女性多半会出现肾功能、肝功能下降等并发症，因此在锻炼的时候也要根据自己的情况进行针对性锻炼。女性更应该通过运动促进排汗，以减轻肾脏的负担；男性则应该通过锻炼来促进四肢等远端的血液循环，避免出现糖尿病足等远端肢体的溃烂。

找到适合自己的运动

　　有没有一种运动能彻底治好糖尿病？其实对于糖尿病患者来说，适合他们的不是某种运动，而是要求他们坚持进行身体锻炼或者有效的体力劳动！随着社会的发展，体力劳动越来越少，对于糖尿病患者来说，只有通过有效的体育锻炼，才能更好地控制糖尿病以及糖尿病并发症的发生和发展。糖尿病患者的运动不可能是单一的，而应该是综合的、有针对性的，并且持之以恒。全面性锻炼包括有氧运动、力量训练、拉伸、耐力锻炼等内容。

有氧运动，每天坚持 30 分钟以上才有效

　　通常有氧运动与耐力锻炼是结合在一起的，包括大家熟悉的慢跑、游泳、健步走、骑行、爬山、健身操等。这些运动能调动身体的大部分肌肉参与运动，整个运动过程是若干动作不断循环重复进行的，而且在运动过程中，身体主要靠糖或者脂肪的有氧分解来提供热量。有氧运动通常需要坚持 30 分钟以上，才能起到很好的锻炼效果。这对于糖尿病也一样，只有足够长的运动时间，才能达到消耗体内血糖血脂、控制血糖的目的。

力量训练，增加热量消耗

　　力量训练是很多人尤其是中老年人不关注的。其实，我们会发现糖尿病患者的体形几乎都是一样的：四肢瘦小、躯干肥大（即向心性肥胖），"糖龄"越长越明显。瘦小的四肢肯定是肌肉萎缩，而肥大的躯干也不一定是肌肉饱满！

　　糖尿病患者为什么要锻炼肌肉，得从人体的基础代谢和肌肉的特点来分析，人体的基础代谢包括这几部分：先是大脑的消耗，在安静时约占总消耗量的 20% 左右，而且相对恒定；然后就是内脏的消耗了，包括维持内脏正常工作以及消化食物的消耗，其总消耗量也是相对固定的；最为关键的一个消耗环节是肌肉的消耗，肌肉的消耗分为两部分，一部分是维持肌肉功能所消耗的热量，消耗的多少随肌肉总量的增加而增加，另外一部分就是肌肉要完成运动所消耗的热量。因此，当人体的肌肉总量能保持在一个较高的水平，那么安静时、运动中所消耗的热量就会增加。而保持或提高肌肉总量最好的方法就是体力劳动或者肌肉力量训练。

　　随着社会的发展，体力劳动越来越少，维持肌肉含量的只有力量训练了。而且有效的肌肉锻炼还能提高身体对胰岛素的敏感性，维持同样的血糖水平需要更少的胰岛素或者需要更少的降糖药。

　　力量训练的方法很多，走进健身房，在健身教练的指导下使用专业的力量训练设

备，训练的效果肯定会非常好。如果条件不允许，自己在家同样可以利用简单的器械，比如哑铃来进行力量训练，甚至坚持徒手锻炼，效果同样不错。

精准拉伸，提高血管弹性

精准拉伸是提高肌肉和韧带弹性非常有效的方法，在提高肌肉和韧带弹性的同时，对血管和神经也起到很好的锻炼，可维持它们的良好功能。血管的弹性会随着年龄的增长逐渐降低，再加上高血糖对血管的影响，会导致糖尿病患者的血管弹性下降的速度比一般人更快。血管弹性下降使血管的脆性增加，更容易发生血管破裂——大血管破裂的危险不言而喻，小血管甚至是毛细血管的破裂，对糖尿病患者来说也是非常危险、非常麻烦的。糖尿病容易出现伤口迁延不愈，哪怕是很小的伤口！

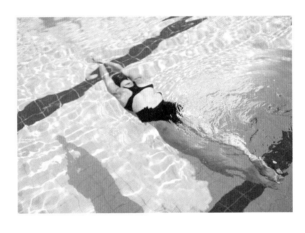

另外，拉伸对肌肉及韧带弹性的维持也是非常重要的，能保持肌肉的功能。这些对于男性患者来说尤为重要——男性本身肌肉的围度粗，韧性相对弱，不注意锻炼，萎缩得更快。另外，在拉伸锻炼的过程中肌肉的消耗也是非常大的，这个消耗基本是通过糖和脂肪的有氧代谢来提供，而且整个锻炼过程热量的需求，非常平稳，不会出现大幅度的波动，对维持血糖的稳定非常好。

这三种类型的锻炼是身体锻炼的基础，也是进行其他运动的基础。即使是专业的运动员，每天也会安排一定时间来进行这些基础训练，以提高身体的基础素质，为专项训练打基础。对于糖尿病患者来说，这些锻炼对身体的促进是非常重要的，必须成为日常锻炼的主要内容，而其他的运动只能配合这些锻炼来进行。

糖尿病患者可以根据自己的爱好和周边的环境选择合适的基础训练项目。其中走、跑和骑行运动是非常容易执行的，在社区的楼宇之间、公园里等，都可以有效地进行锻炼。而游泳、爬山等则需要一定的条件，可以作为一种调剂，根据自身的条件适当参与，效果同样非常明显。

适合做的有氧控糖运动

慢跑，提高人体的基础代谢率

慢跑是有氧运动的一种，能大大消耗热量，控制体重，对保持良好的心肺功能、保护心血管系统大有益处。

慢跑适合哪些人

慢跑属于中等强度的运动，适合年轻、身体条件较好，有一定锻炼基础、无并发心血管疾病的糖尿病患者。

一呼一吸消耗热量

慢跑时，全身肌肉要放松，呼吸要深长、缓慢而有节奏，可两步一呼、两步一吸，也可以三步一呼、三步一吸，宜用腹式呼吸，吸气时鼓腹，呼气时收腹。慢跑时步伐要轻快，双臂自然摆动。

时间和次数

慢跑以每天跑 15～20 分钟为宜，但必须长期坚持方能有效。慢跑可分为原地跑、自由跑和定量跑等。原地跑即原地不动地进行慢跑，开始每次可跑 50～100 步，循序渐进，逐渐增多，持续 4～6 个月之后，每次可增加至 500～800 步。

自由跑是根据自己的情况随时改变跑步的速度，不限距离和时间。

定量跑有时间和距离限制，即在一定时间内跑完一定的距离，从少到多，逐步增加。

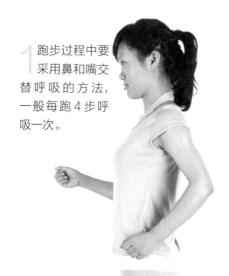

1 跑步过程中要采用鼻和嘴交替呼吸的方法，一般每跑 4 步呼吸一次。

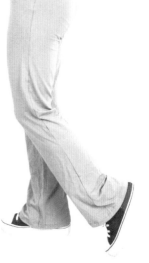

2 步幅的大小为身高的 60%～70%，既轻松又有节奏感。

3 慢跑时，尽量让足中部和脚跟先着地。

快走，消耗更多的血糖血脂

快走有助于燃烧脂肪，能减少胆固醇和中性脂肪，改善动脉硬化。但是，快走是没有固定速度的，为什么呢？因为每个人的身高、体质、年龄、步幅都不同，某个速度对你来说是快走，对其他人来说可能只是散步。所以，只要在平时步行的速度基础上尽量快一些，达到再快些会感觉不舒服而想要改成慢跑的速度时，这就是适合你自己的快走速度了。与打球、游泳、骑车等运动相比，快走更加方便，也更容易坚持。

正确的快走方式

动作非常简单，大步走就是在平时走路的基础上，把迈出去的每一步的步幅增大，比如100米的距离，男士最好用90～100步走完，女士则用110～120步走完。每次大步走的时候不要追求速度快，一定要讲究质量：身体要挺直，整个身体要向上"拔起"；要尽量把步子迈出去，迈得越远，给身体带来的刺激就会越明显。手臂的摆动幅度也要增加：向前摆动时手臂要尽量摆起；向后摆动的手臂是直臂向后尽量摆起，手掌必须向后超出背部。整个走路的过程身体都要保持适当的紧张度，以一种昂首挺胸的姿势连续走30～40分钟。

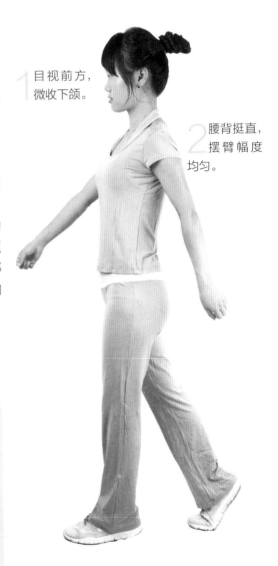

1 目视前方，微收下颌。

2 腰背挺直，摆臂幅度均匀。

陈伟有话说

注意控制心率

相比于散步，快走的速度增加了，相应心率也会加快，而这个心率要控制在一定范围内。一般情况下，步频以每分钟150～160步为宜。尤其是中老年人的心血管和呼吸功能逐渐减退，快走的速度、时间应注意控制，需循序渐进，量力而行。

踢毽子，锻炼全身

糖尿病患者不适合较长时间的运动，而踢毽子运动量不大，却能使全身得到活动。踢毽子不仅使下肢的关节、肌肉、韧带得到锻炼，同时也能充分活动腰部。

正确的踢毽子方法

背部稍弯曲，眼睛看着毽子，将脚抬起，用脚的内侧去踢毽子。踢毽子过程中手臂自然摆动，身体要放松。

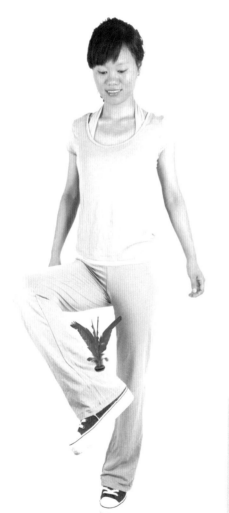

1 背部稍弯曲，目视毽子。

2 手臂上摆，踢毽子时身体保持放松。

3 将脚抬起，用脚的内侧去踢毽子。

陈伟
有话说

踢毽子注意事项

1. 踢毽子对场地要求不高，只需一小块比较平坦的空地即可。

2. 中老年人在踢毽子之前一定要将身体活动开，以免在运动的过程中出现拉伤、扭伤。

3. 在踢毽子时，除了腿部之外的其他部位要放松，不能过于僵直死板。

骑车，改善糖代谢

自行车可以作为环保的交通工具用来代步、出行，现在越来越多的人将自行车作为健身器材了。骑自行车能改善糖尿病患者糖代谢及血糖控制水平，预防糖尿病并发症的发生和发展。

陈伟
有话说

骑自行车的注意事项

1. 车座太硬的，可用泡沫塑料做一个柔软的座套套在车座上，以减少车座对下体的摩擦。

2. 调整车座的高度和角度。车座太高，骑车时臀部必然左右错动，容易造成身体的擦伤；车座前部上翘，更容易损伤下体。

3. 骑车时间较长时，要注意变换骑车姿势，使身体的重心有所移动，以防身体某一点长时间用力。

4. 初骑自行车时，速度不要太快，时间也不要太长，待身体适应后再加速、加时。

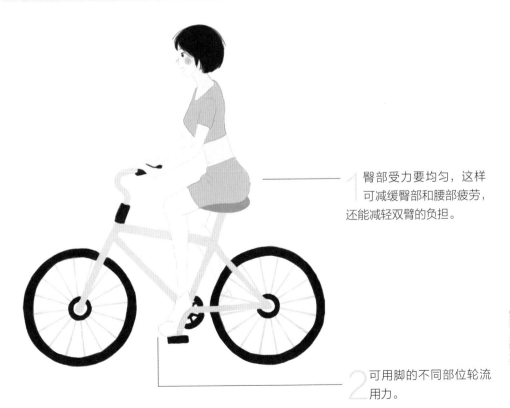

1 臀部受力要均匀，这样可减缓臀部和腰部疲劳，还能减轻双臂的负担。

2 可用脚的不同部位轮流用力。

游泳，改善胰岛素抵抗

游泳是一项全身运动，几乎所有的肌肉群和内脏器官都要积极参与活动，能增强各器官和系统的功能，使身体得到全面锻炼，能改善胰岛素抵抗，提高胰岛素作用，从而有助于调节血糖。游泳尤其适合肥胖的糖尿病患者，因为它能起到控糖、减肥两个目的。

陈伟
有话说

游泳的注意事项

双脚出现皮肤损伤、溃烂的糖尿病患者不宜游泳，以免造成感染。

游泳后应立即擦干皮肤表面的水，穿好衣服，以免受凉，同时可简单活动四肢，有助于消除疲劳。

游泳虽好，但并非人人适宜。选择此项运动前，最好先到医院进行必要的医学检查，以排除心脑血管疾病。如果已经患有严重的冠心病、高血压等并发症，则不可盲目参加游泳锻炼。

2 手臂摆动幅度
一定要大。

1 头浮出水面时用
嘴换气。

3 腿部要弯曲。

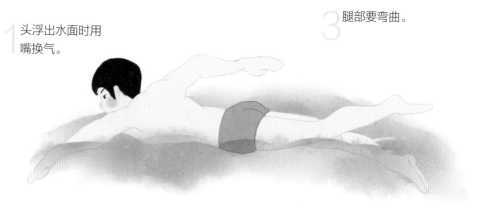

游泳运动量

游泳的运动量要因人而异，量力而行。对于游泳爱好者，即使是年轻力壮者，每周高强度运动不宜超过2次；而中年人则以中等强度运动量为宜，不要进行运动量过大的游泳锻炼；老年人适合小运动量或中小强度运动量的游泳锻炼。

打羽毛球，改善胰岛素敏感性

打羽毛球可以改善胰岛素的敏感程度，也提高了身体利用葡萄糖的效率，减轻胰岛素分泌的负担。在运动过程中，身体会消耗肝脏所储存的肝糖原，因此，无论对青少年还是中老年患者，羽毛球都是很好的运动项目。

在接球的时候，一定要力争在身体上方击球，不要等球落到颈部的时候才出手，这时候就晚了。握羽毛球拍的时候手臂尽量保持放松，以便灵活发挥手腕的力量。注意在接球的时候身体快速移动，击球要快。保持好与对手的适当距离。

陈伟
有话说

打羽毛球的注意事项

1. 羽毛球属于剧烈运动，因此在打球之前一定要做好预热准备。

2. 打球者最好换上宽松的运动衣和运动鞋，因为打羽毛球动作比较大，穿上运动衣和运动鞋更有利于动作的舒展。

3. 一定要选择宽敞、阳光充足的场地，这样在打球时动作才能完全舒展开，不会发生碰撞或危险。

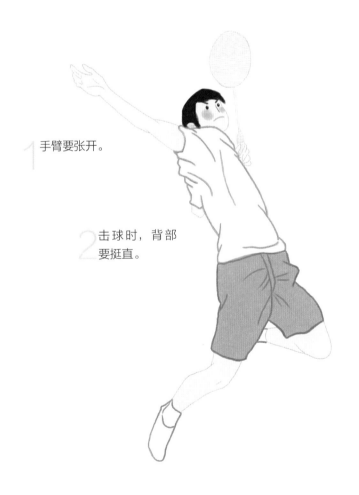

1 手臂要张开。

2 击球时，背部要挺直。

第3章 运动是最好的降糖药，坚持下去就有效

141

方便做的力量训练

俯卧撑，协助控制血糖

俯卧撑是简单而实用的胸部锻炼动作，其锻炼效果也是有目共睹的。规范的动作、变换的姿势，可以让我们收到很好的锻炼效果。在做俯卧撑时，胸部、上臂后部、背部和腰腹部也参与用力，能协助降体重、控血糖。

俯卧撑的正确姿势

俯卧，挺胸塌腰，收紧腹部，保持身体成一直线。双手伸直，和双脚尖共同把上身撑起来，双手位于肩关节的下方，双手距离与肩同宽，或稍宽于肩。

双手用力控制速度，让上身慢慢下沉，直到肘关节成90度，然后还原。每组尽力完成，做3~4组。通过调整上身的位置，可以锻炼胸部不同的位置。女性如果完成不了，可以跪着或者扶着凳子，让上身抬高，以降低难度。

每组10~15个，每次锻炼3~4组。

俯卧撑的注意事项

做俯卧撑时，以胸部用力为主，上臂的后部用力辅助。始终保持身体姿势，不要向上拱臀部，更不要下塌腰部，保持胸部的持续负重。

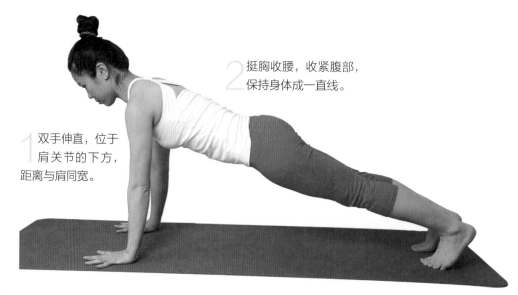

2 挺胸收腰，收紧腹部，保持身体成一直线。

1 双手伸直，位于肩关节的下方，距离与肩同宽。

蹲起，消耗更多热量

无论是半蹲起还是深蹲起，都是对下肢力量的最直接锻炼。而且在进行蹲起锻炼的过程中，身体调动更多的肌肉参与工作，热量的消耗非常大，对稳定血糖的效果更好。

深蹲起还可以缓解我们生活中的一个大问题：蹲不下去！以前大都是年纪大的人蹲不下去，而现在这种情况有明显的年轻化趋势。很多人步入中年后下肢的功能就开始退化，就已经蹲不下去了。

蹲起要遵循循序渐进的原则，在开始锻炼时如果蹲不下去，可以先少下去一些，但一定要逐步增加下蹲的幅度，必要时可以用上肢配合，比如扶着栏杆、墙壁等帮助维持平衡，通过抱膝来增加下蹲的力量等。

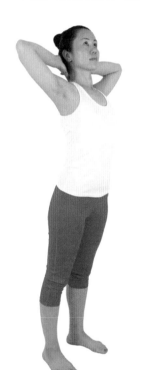

1 站姿，双脚分开略比肩宽，双手十指相交放于脑后，双腿挺直，吸气时背部向上伸展。

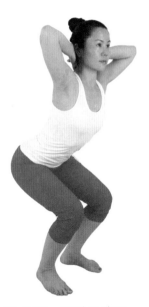

2 呼气，同时屈膝下蹲，尽量蹲至大腿与地面平行的位置。

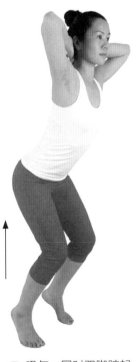

3 吸气，同时双脚跷起，蹬地向上站起，还原站姿后重复练习。

哑铃抬腿，提高身体代谢

在哑铃锻炼中所用的哑铃重量一般为男士 8~10 磅（3.6~4.5千克），女士 3~5 磅（1.4~2.3千克）。条件允许的也可以购买可调节重量的哑铃，锻炼时根据自己的身体情况和锻炼的部位来选择合适的哑铃重量。哑铃抬腿有助于减少大腿赘肉，塑造背部线条，提高身体代谢。

哑铃抬腿的正确姿势

站立，双脚打开与肩同宽，双手各执一个哑铃。屈膝，抬高左腿，同时双臂自然提起。

换腿抬起，同时用力将双臂展开。做这个动作时，保持自然呼吸。每天练习 3 组，每组 15 次。

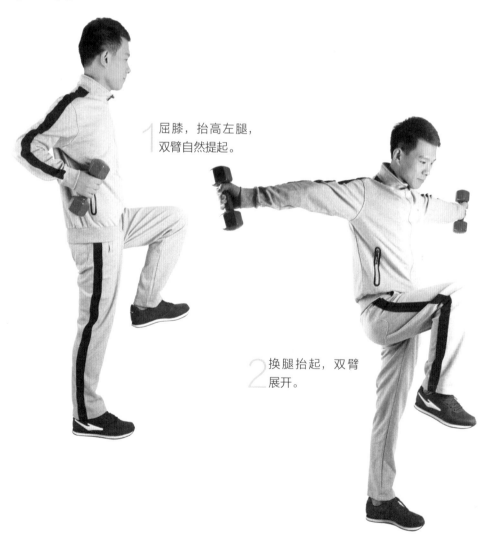

1 屈膝，抬高左腿，双臂自然提起。

2 换腿抬起，双臂展开。

精准拉伸，
修复肌肉、养护身体

　　拉伸运动是普遍不被重视的锻炼，很多人认为拉伸的消耗不大，对糖尿病的控制没有多大帮助。其实，有效的拉伸对提高肌肉质量所起的作用是非常明显的，可以增加身体消耗。同时，拉伸还可以对血管、神经等组织产生作用，有助于保持血管的弹性等。建议糖尿病患者最好每天花一定时间做专门的拉伸锻炼，全面提高身体素质和健康水平。腿部、腰部等部位每次锻炼都要拉伸。

拉伸腿部肌肉

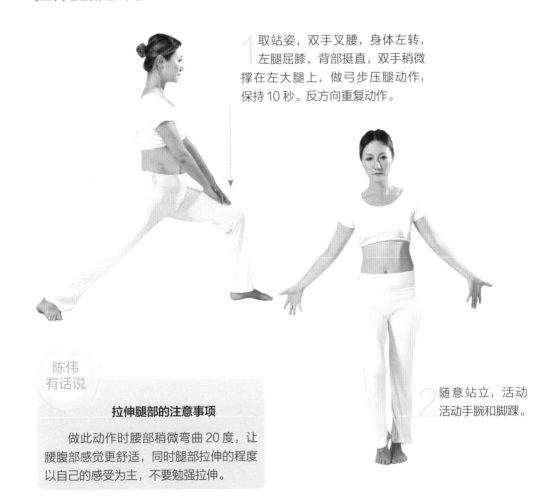

1 取站姿，双手叉腰，身体左转，左腿屈膝，背部挺直，双手稍微撑在左大腿上，做弓步压腿动作，保持 10 秒。反方向重复动作。

2 随意站立，活动活动手腕和脚踝。

陈伟
有话说

拉伸腿部的注意事项

　　做此动作时腰部稍微弯曲 20 度，让腰腹部感觉更舒适，同时腿部拉伸的程度以自己的感受为主，不要勉强拉伸。

拉伸肩、颈、腰部肌肉

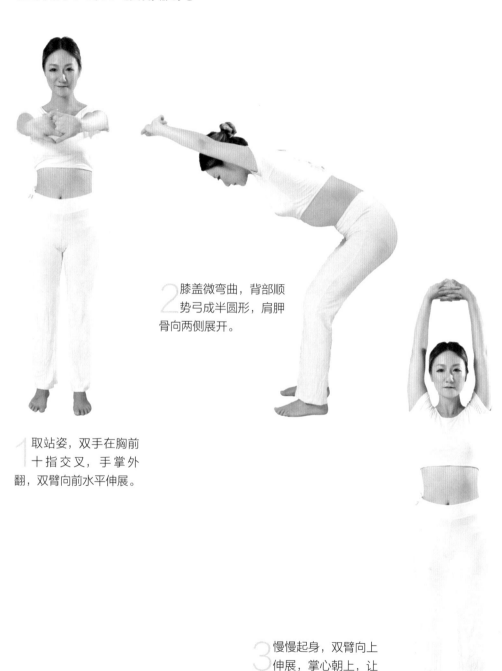

2 膝盖微弯曲，背部顺势弓成半圆形，肩胛骨向两侧展开。

1 取站姿，双手在胸前十指交叉，手掌外翻，双臂向前水平伸展。

3 慢慢起身，双臂向上伸展，掌心朝上，让腰部挺直。

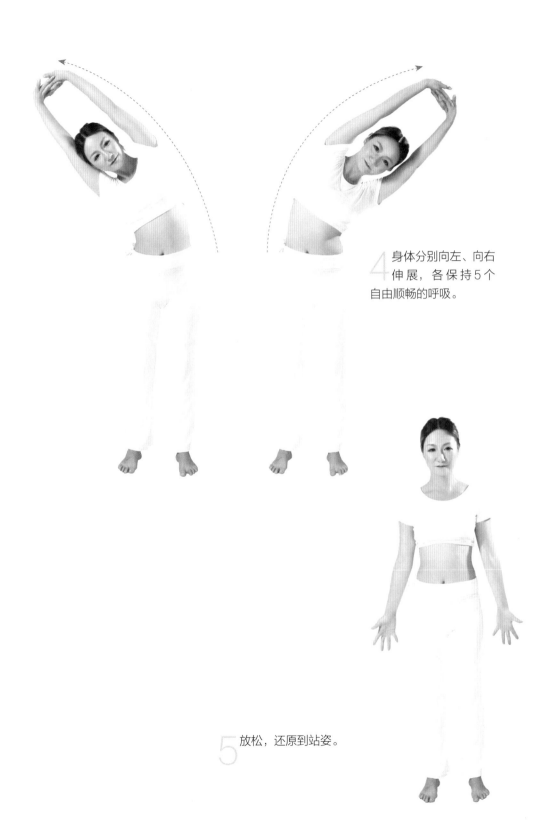

4 身体分别向左、向右
伸展，各保持5个
自由顺畅的呼吸。

5 放松，还原到站姿。

拉伸腰髋部肌肉

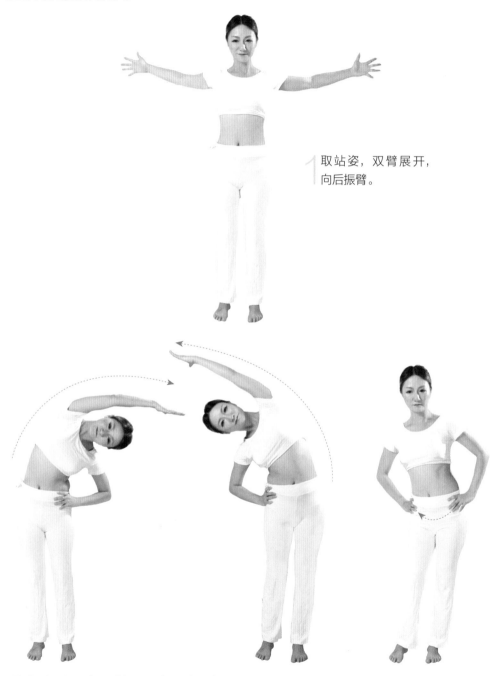

1 取站姿，双臂展开，向后振臂。

2 左手叉腰，右手贴近耳朵向上伸展（尽量不耸肩），然后向左做侧弯腰动作，感觉拉伸右侧腰肌，保持20秒。反方向重复动作。

3 恢复站姿，双手叉腰，顺时针扭髋一圈，再逆时针转一圈。

头颈运动

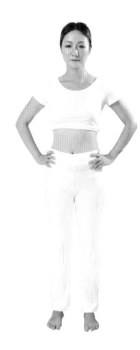

1 站立，双脚分开与肩同宽，双手叉腰，颈部保持中正，把意识集中在颈部。

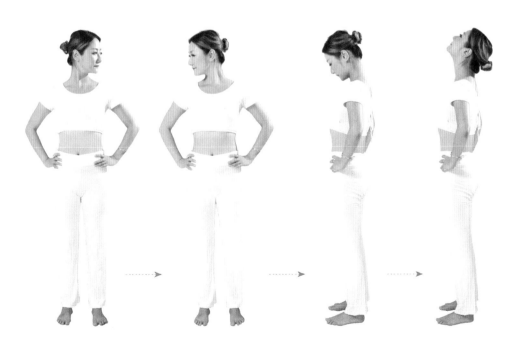

2 体会头远离肩膀，然后头部先左右转动，再上下摆动。

Q 做家务能代替运动吗?

A 要区分活动和运动。做家务有一定的控糖作用,但其体力消耗可能不够,不能替代运动。饭后百步走能活九十九是有道理的。餐后 30~60 分钟是血糖较高的时段,在这个时段适当活动,比如散步、原地踏步或做做家务 30 分钟,可以有效改善餐后血糖。

对于糖尿病患者,一般提倡每周 5 天中等强度的运动,比如快走、慢跑等,每次持续 30 分钟,餐后 1 小时左右进行。但要注意,运动一定要量力而行,循序渐进。

Q 哪些糖尿病患者不适合运动?

A 1. 严重的 1 型糖尿病患者。

2. 糖尿病急性并发症,如严重感染、酮症酸中毒等。

3. 糖尿病严重的并发症,如糖尿病足坏疽、糖尿病肾病、重症冠心病、直立性低血压及排尿困难、神经并发症等。

4. 通过饮食疗法,但血糖未得到控制者,病情不稳定者,容易低血糖者及孕妇。

5. 老年糖尿病患者伴随各种感染、肾衰竭、心力衰竭、新发心肌梗死或血管栓塞、动脉瘤、各类型期前收缩、心房颤动及肺源性心脏病引起的严重换气障碍、高血压或代谢紊乱未得到很好的控制者等;装有心脏起搏器、严重的静脉曲张、有神经肌肉疾病或关节畸形趋势、极度肥胖及服用 β - 受体阻断剂、洋地黄制剂等的老年糖尿病患者。

6. 腹泻、呕吐或在禁食期间的患者,要暂停运动治疗,等这些情况消失以后再运动。

第 **4** 章

———

糖尿病居家科学用药，避免不良后果

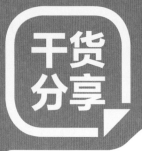

干货分享

90% 的人血糖都白测了！教你正确测血糖

选购合适的血糖仪

1 看准确度。血糖仪能否准确地显示血糖值。显示数值应与同时去医院静脉抽血的测试值相近，以免影响血糖监测，对病情造成不利影响。

2 操作是否简便，是否有图像来指导操作。

3 看试纸。其一，因不同厂家生产的血糖仪只与自己的试纸相配套，各厂家的血糖仪和试纸互不通用，故要买保证试纸供应的血糖仪。其二，试纸对检测结果的影响是最关键的，绝大部分的检测误差都是由试纸的变质引起的，因此最好选购有效期较长而且单独包装的试纸。

4 最好选择有记忆功能的血糖仪，以便将测定的血糖值储存起来。

5 看机器的性能。比如采血针使用是否便利，需血量的多少，机器读数的时间，显示屏的大小与清晰度，电池更换是否方便，校正是否方便，等等。

正确使用血糖仪

1 详细阅读使用说明书，熟练掌握血糖仪的操作步骤，养成良好的操作习惯。

2 了解血糖仪测定的指尖血糖结果与在医院测定的静脉血糖结果之间的差异。指尖血糖用的是全血，而静脉血糖用的是血浆。一般而言，在医院查静脉血糖更准，但是不方便，检测结果反馈也不及时。虽然这两种方法测定的结果可能不一致，但两种方法所测血糖差值在 1.0 毫摩/升内，一般来说用血糖仪在家监测血糖已经足够。如果误差超过 1.0 毫摩/升，则说明血糖仪有问题，测值不准确，需要进行校正或维修。

3 每次检测前，应确保血糖仪正常工作（如检查电池电量是否充足），检查试纸型号是否与仪器相配，试纸是否过期或变质。

4 注意正确的采血方法和时间。手指采血量太少，测定结果会不准确。针扎得太浅而出血量少时，不要使劲去挤，因为挤出来的血浆会影响结果的准确性。酒精消毒手指后，要等酒精完全挥发再采血，否则酒精会稀释血液，使测试结果偏低。

5 定期对血糖仪进行校正，检查血糖仪的准确性。

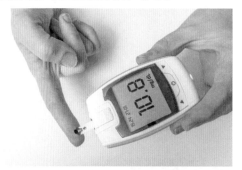

正确采集指尖血

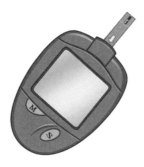

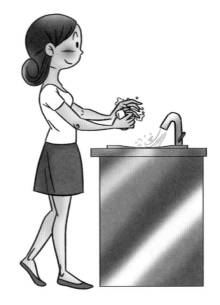

1 首先注意血糖仪的各种提示信号，并保证操作前有充足的电量。然后调整好血糖仪代码，使之与试纸代码相同。每次自测时，都要确保试纸表面无受潮或受污染，切忌用手触摸试纸表面。

2 采血前先用温水或中性肥皂洗净双手，反复揉搓准备采血的手指，直至血量丰富。然后用 75% 的酒精消毒指腹，待酒精挥发完再扎手指。

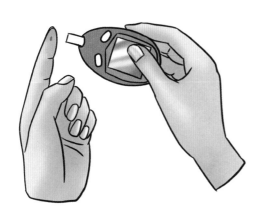

3 将一滴饱满的血吸入试纸的吸血槽中，将试纸插入血糖仪中等待结果即可。需要注意的是，将血吸到试纸上后不要再追加吸血，否则会使测试结果不准确。

陈伟有话说

采血注意事项

采血部位要交替轮换，因长期刺扎一个地方易形成瘢痕。扎针时需要注意千万不要挤压采血的手指，因为用力挤压手指会稀释血液，影响检测结果。

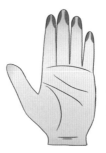

在手指侧边采血不仅疼痛较轻，且血量充足。

多时点测血糖

一日多次的血糖监测更能准确反映患者的血糖变化情况，只根据一次血糖监测结果调整治疗，往往会出现偏差，因此，理想的自我血糖监测应当是每天多时点测血糖。

监测模式	监测时间	特点
一天监测7次血糖	三餐前、三餐后2小时、睡前的血糖	无论是口服降糖药，还是用胰岛素治疗的患者，在未能了解自己全天血糖变化时，一般需要在一日内连续监测血糖，以便为选择和调整降糖药提供依据
一天监测4次血糖	两种选择：三餐前加睡前，早餐前加三餐后2小时血糖	当血糖未达标时，一天监测4次血糖，在调整治疗时最常用。对血糖总体控制差者，先选择每天测定三餐前加晚睡前血糖，把基础血糖控制好后再调整药量，降低餐后血糖，故后期可选用每天早餐前加三餐后2小时血糖。对于以餐后血糖升高为特点的患者也以选择测定早餐前加三餐后2小时血糖为主。对血糖控制不达标的患者，每日测4次血糖，根据血糖变化特点选择不同测定模式，直到血糖控制达标
一天监测2次血糖	多种选择：早晚餐前，早餐前后2小时，午餐前后2小时，晚餐前后2小时的血糖	适用于血糖控制达标且较稳定的糖尿病患者。可根据平时生活变化情况交替选择不同时点测定血糖，一般用胰岛素治疗的患者测定频率（每周至少6次，几乎每日1次）要高于用口服降糖药（每周至少3次，几乎每两天1次）的患者
随机监测血糖	不定时，不定次数	适用于任何糖尿病患者在发生特殊情况，或有异常症状时

当家测血糖和医院测血糖不一致时，如何判断和处理

在家测的是指尖血，是毛细血管血糖，在医院测的是静脉血的血糖，所以结果是不完全一样的。根据目前的规定，我国市面销售的血糖仪的检测结果与实验室参考方法检测的结果允许的误差范围是：1）当血糖＜4.2毫摩/升时，至少95%的检测结果误差在±0.83毫摩/升范围内；2）当血糖≥4.2毫摩/升时，至少95%的检测结果误差在±20%范围内。建议患者去医院随访的时候带着自己的血糖仪，可以作比对校正。

口服药物治疗

糖调节受损阶段适当用药

糖调节受损阶段如生活调理不理想，考虑药物干预

对于健康人群来说，要想避免糖尿病的发生，主要在于生活方式的改善，养成健康的生活习惯，不仅可以使糖尿病的发生率降低50%，还能预防其他慢性病的发生。

对于糖尿病预备军——血糖已经开始升高，处于糖调节受损阶段的人来说，饮食和运动仍然是预防糖尿病的主要措施，如合理饮食、增加运动、控制体重、心理调节。只有当其效果不理想时，才考虑加用药物干预。需特别指出的是，"糖调节受损"必须终身治疗。因为即使临床治愈，如不坚持原有干预措施，还可能"卷土重来"。

静脉血浆血糖

项目	空腹血糖（毫摩 / 升）	餐后 2 小时血糖（毫摩 / 升）
空腹血糖受损	6.1~7.0	<7.8
糖耐量受损	<7.0	7.8~11.1

高血压和血脂异常患者要积极用药

对于那些通过改变生活方式还不能有效降低血糖的糖尿病前期患者，或者一时难以改变多年习惯的生活方式，不能长期坚持健康生活方式的，尽早用药能更好地控制病情的发展。再加上很多糖耐量受损患者身上的危险因素不止一个，还伴有心血管危险因素，包括高血压、血脂异常、冠心病、肥胖等，那就更要服药了。

陈伟
有话说

注意事项

任何药物都应当在医生的指导下服用，而且要以生活方式的干预为主。

糖尿病前期怎么用药

阿卡波糖：被美国糖尿病学会批准的，可用于糖耐量受损阶段的治疗。它可以延缓肠道对葡萄糖的吸收，减少餐后血糖蹿高，同时降低餐后高胰岛素水平。它的不良反应是腹胀，这可以在开始时采用小剂量，然后逐渐加量的方法来减缓。

二甲双胍：二甲双胍可使血糖降低，还能降低胰岛素水平，提高胰岛素敏感性，并减少肠道对葡萄糖的吸收，具有不增加体重的优点，对血脂异常也有一定作用。此药的不良反应为肠胃不适，但这种反应会随着用药时间的变化而减轻，在餐时或餐后服药可有效避免。

糖尿病确诊后，什么情况下需要使用药物

对于所有的糖尿病患者来说，都需要饮食疗法，并根据个人情况进行运动疗法，同时根据血糖控制情况决定是否用药。即便用药的患者，也要坚持饮食和运动疗法。

1型糖尿病患者什么时候用药

1型糖尿病一经发现就应该使用胰岛素治疗，因为1型糖尿病患者体内的胰岛素量不足，只有补充相应数量的外源性胰岛素才能控制病情。

2型糖尿病患者什么时候用药

被诊断为2型糖尿病的患者，病情较轻的可以先单纯饮食控制和运动治疗，大约有20％的2型糖尿病患者可以使血糖得到良好控制。如果4~6周后控糖效果不明显，则要根据不同的情况开始药物治疗。

当饮食、运动治疗后空腹血糖仍≥7.0毫摩／升或餐后2小时血糖≥7.8毫摩／升时，开始口服降糖药。

病情严重的2型糖尿病患者应及时给予胰岛素治疗。妊娠糖尿病患者为了避免致畸风险，安全有效的方法是遵医嘱使用胰岛素治疗。

2型糖尿病并发症患者什么时候用药

糖尿病急性并发症患者一般需要直接进行胰岛素治疗。对于慢性并发症患者，应根据病情的不同采取不同的方法，并积极治疗并发症。

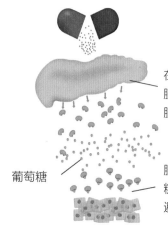

在药物的作用下，胰岛分泌更多的胰岛素

葡萄糖

胰岛素促进葡萄糖进入组织细胞，避免血糖升高

陈伟有话说

所有的糖尿病患者都需要药物治疗吗

用药与否要根据具体病情而定，饮食和运动是糖尿病控制的两大基础措施，对于病情轻者，可以先进行为期一个月的饮食控制和运动调养，如果能使血糖控制在满意范围，可以暂时不用药。如果病情较重或饮食、运动控制后不见成效，则需要药物干预。事实证明，很多轻度糖尿病患者是可以通过饮食、运动治疗将血糖控制住的。

口服降糖药和胰岛素如何抉择

糖尿病的降糖药物治疗主要包括口服降糖药和胰岛素两种，1型糖尿病患者必须并且终身使用胰岛素治疗；2型糖尿病在饮食、运动的基础上，以口服降糖药为主要选择，但是如果血糖控制不达标，也必须使用胰岛素治疗。此外，病程较长、伴有其他严重疾病以及糖尿病妊娠者也必须使用胰岛素。

用药时要注意什么

1 使用药物前一定要阅读说明书，了解药物排泄的途径和禁忌证。进食量准确、生活规律是调整降糖药的前提。不进餐时不用降糖药，进餐量少时降糖药的量要减量，但最好规律进餐、用药。降糖药要从小剂量开始使用。做好糖尿病监测记录，以便于调整药物治疗。

2 少数糖尿病患者开始服用某一种降糖药时效果良好，但服用一段时间后效果就不那么理想了，这是因为患者对药物产生了耐受性。在这种情况下，应改服其他降糖药。

3 服药期间，如同时服用磺胺药、阿司匹林等，均应减少降糖药的剂量，因为它们能增强降糖药的作用，易引起低血糖，甚至会发生低血糖休克。

4 糖尿病患者用药后不可突然中断，否则会使接近稳定的病情恶化，甚至会出现酮症酸中毒。

> **陈伟有话说**
>
> **牢记药物的通用名**
>
> 治疗糖尿病的药物特别多，同一种药物的商品名也经常有很多个，但通用名（也就是化学名）只有一个，比如口服降糖药格列本脲，商品名有优降糖、乙磺己脲、达安宁等多个名字，所以记住药物的通用名就能避免很多烦恼。

换药时要注意什么

1 引起糖尿病的原因非常多，不同的糖尿病患者，治疗的方案是不同的，要根据患者的实际情况，查明病因，才能做针对性的治疗，服用降糖药才能有效。有的糖尿病患者不考虑自己的实际情况，听说别人吃某种药感觉很好，自己就买来试试。希望通过频繁更换药物，寻找灵丹妙药来根治糖尿病。结果往往不但愿望没有实现，还会出现严重的不良后果。

2 现在降糖药品种非常多，再加上市场上出售一些保健品，一些老年糖尿病患者特别喜欢用一些保健品来缓解自己的糖尿病，其实这样做是有风险的。

3 有些糖尿病患者长时间吃一种降糖药，可能会产生一定的耐药性，这时候想换其他的降糖药物，但一定要遵医嘱。按照医生推荐的降糖药物，按时服用，才能避免发生意外。

常用口服降糖药有哪些类型

目前，口服降糖药根据其作用机制和特点，可大致分为以下5大类：

葡萄糖苷酶抑制剂类降糖药

可抑制糖尿病患者餐后糖分的吸收，不会出现血糖高峰值。

临床常用药物：伏格列波糖（如倍欣）、阿卡波糖（如卡博平、拜糖平）。

适用对象：各类型糖尿病患者，特别是餐后血糖水平较高者。

苯甲酸衍生物类降糖药

此类药物作用快捷，服药后即可进餐。

临床常用药物：那格列奈（如唐力）、瑞格列奈（如诺和龙）。

适用对象：主要适用于体形不胖、有潜在胰岛素分泌能力，但对磺脲类降糖药效果不佳的糖尿病患者。

磺脲类降糖药

磺脲类是由一个磺基和一个脲基组成的一大类降糖药物。它主要通过刺激人体胰岛素的分泌来发挥降血糖作用。

临床常用药物：甲苯磺丁脲（D860）、格列喹酮（如糖适平）、格列齐特（如达美康）、格列吡嗪（如美吡达、迪沙）、格列美脲（如亚莫利、伊瑞）、格列苯脲（如优降糖）。

适用对象：血糖水平较高，但还有潜在胰岛素分泌能力的2型糖尿病患者。

噻唑烷二酮类降糖药

有"胰岛素增敏剂"之称，是最新一类的口服降糖药。它不会刺激人体胰岛素的分泌，但能从多角度增强胰岛素的敏感性，从而达到改善糖尿病病情的效果。

临床常用药物：吡格列酮（如瑞彤、艾汀）、罗格列酮（如欧迪贝）。

适用对象：适用于各型糖尿病患者，甚至血糖水平增高但未达到糖尿病诊断标准者。

双胍类降糖药

双胍类降糖药不会加重糖尿病患者的体重负担，甚至有一定的减肥作用。

临床常用药物：二甲双胍（格华止、美迪康、迪化糖锭）。

适用对象：此类降糖药不要求分泌胰岛素的能力，适用1型和2型糖尿病患者。

虽然这些降糖药的作用机制和特点都不同，但完全可以联合使用。但同类口服降糖药不宜合用，否则增加的就主要是不良反应，而不是降糖效果了。

口服降糖药的选择、服用时间及漏服的处理办法

如何选择口服降糖药

只要根据病情选对降糖药，并且使用得当的话，每种降糖药就都能达到很好的效果。选择降糖药，要根据糖尿病患者的病状或自身的病史，不能盲目用药。

> 糖尿病患者选择口服降糖药的注意要点

- 身体肥胖的糖尿病患者首选噻唑烷二酮或双胍类降糖药，症状较明显者可使用磺脲类降糖药。
- 身体消瘦或体重正常且血糖水平偏高的患者宜服用磺脲类、苯甲酸衍生物类降糖药。
- 患者有较重的糖尿病肾病时，应避免使用双胍类降糖药或长效、强效磺脲类降糖药，以免对肾脏造成进一步伤害或引发低血糖。
- 患者的眼底病变已经达到或者超过Ⅲ期，就应使用胰岛素治疗了，以最大限度地保护眼睛健康。
- 患者有感染、酮症酸中毒或拟进行较大手术时，应使用胰岛素治疗。发生酮症及缺氧可能的患者不宜使用双胍类降糖药，以预防酮症或乳酸性酸中毒。
- 年纪太大，或有心脑血管、肺、肝疾病者不宜大量使用强效磺脲类或双胍类降糖药。
- 妊娠糖尿病患者不宜使用口服降糖药，因为药物可通过胎盘，有引起胎儿畸形、胎儿乳酸性酸中毒及新生儿低血糖的可能性，从而危害母胎安全。

陈伟
有话说

警惕苏木杰现象

已经进行药物治疗的患者，如果平时的血糖水平都较低，但空腹血糖水平特别高，特别是注射胰岛素的患者，要注意是不是因为药物过量所造成的低血糖后的反跳性高血糖，医学上把这种现象称为"苏木杰现象"。

血糖控制不好时如何用药

出现血糖控制不好的情况时，糖尿病患者应在医生的帮助下找出原因再对症下药，才能及时有效地控制血糖。通常血糖控制不好的情况是空腹血糖水平和餐后血糖水平高。

空腹血糖水平高时怎么吃药

1. 空腹血糖水平高，但餐后血糖没有明显的高峰，这说明患者是基础胰岛素分泌不足。在用药方面最好选用能促进胰岛素分泌的磺脲类口服降糖药。目前，市场上磺脲类口服降糖药的类型有很多，如 D860、糖适平、迪沙、亚莫利等。初次使用该类降糖药的患者，可从小剂量开始，避免药物过量而加重病情。

2. 白天和晚上睡前血糖基本正常，凌晨 4 点左右出现血糖水平升高现象，持续至上午 6~7 点。这种空腹血糖水平高的现象在医学上被称为"黎明现象"，多出现在用胰岛素控制血糖的患者身上。通过调整胰岛素的用法，在睡前注射一定量的长效或中效胰岛素，就能缓解空腹血糖水平高的问题。

餐后血糖水平高时怎么吃药

空腹血糖水平升高不是很明显，但餐后血糖出现高峰，大都是 2 型糖尿病患者表现出的症状。2 型糖尿病患者发病的主要原因是人体对胰岛素的敏感性降低，而胰岛素的分泌量并没有降低，因而分泌出的胰岛素起不到应有的作用。对待这种情况，就要选择能提高胰岛素敏感性的药物，或减缓肠道吸收葡萄糖的药物。常用药有拜糖平和二甲双胍。

陈伟
有话说

降糖注意避免"四过度"

糖尿病治疗讲究"度"，应避免下面四种过度治疗：

1. 降糖过度：对于老年、合并多种糖尿病并发症的患者来说，不宜将血糖降得过低、过快，否则会增加低血糖、心血管问题等事件。

2. 节食过度：碳水化合物进食太少，反而不利于血糖控制，甚至会造成营养不良，引起体质、抵抗力下降。

3. 运动过度：容易引起包括肾上腺素、肾上腺皮质激素在内的升高血糖的激素分泌增加，因此可以引发高血糖。

4. 药物治疗过度：包括胰岛素在内的所有降糖药的使用应在饮食和运动的基础上来调节血糖，不能一味靠增加降糖药来控制血糖。

降糖药什么时候服用效果最好

降糖药的服用时间和服用方法对治疗的效果有很大的影响，按照不同药品的特点选择合适的时间服用，对维持血糖水平具有重要的意义。

服药时间	主要作用	应用方法
凌晨	降低空腹高血糖	有些患者大概从清晨4点血糖开始逐渐上升，到6~7点达到高峰，血糖在10毫摩/升左右，这称为黎明现象。治疗黎明现象，降糖药应提前到6点服用，早餐也随之提前到6~7点
餐前30分钟	刺激分泌胰岛素的时间与餐后血糖升高的时间同步，使降糖药发挥较大效果	需餐前30分钟服用的磺脲类降糖药有：格列喹酮、格列吡嗪、格列本脲等。植物胰岛素也需在餐前30分钟口含。有的药品说明书中说格列本脲可饭后服用，这是错误的，临床研究观察发现，饭前服1片格列本脲等于饭后服3片的效果
餐时	刺激胰岛素分泌，且分泌时间与血糖升高时间同步	瑞格列奈片（若服药不吃饭，很容易发生低血糖）、α-葡萄糖苷酶抑制剂阿卡波糖和伏格列波糖都宜进餐时服用。这类降糖药主要用于降低餐后血糖，应餐时服用，若不进食则无降糖作用
餐后	减轻药物对胃肠的刺激，但不如餐时服药效果好	凡是疗效不受进食影响的药物都可饭后服，如胰岛素增敏剂药物罗格列酮片、吡格列酮片和双胍类药物等，但双胍类餐前服用效果更佳
睡前	控制夜间高血糖	晚9时测一次血糖，若大于10毫摩/升，则需服用格列吡嗪、格列喹酮1次

陈伟
有话说

单药控糖效果不好，可联合用药

对于2型糖尿病患者，如果单一使用口服降糖药治疗一段时间后，效果不明显，可以采用2种不同作用的口服降糖药合用的方法，如果还不能有效控制血糖，也可以采用胰岛素+1~2种口服降糖药联合治疗的方案。

漏服口服降糖药的处理办法

定时定量、规律用药是保证血糖控制良好的基本要求。即使偶尔一次漏服了药物，也有可能引起血糖水平短期内居高不下；若是经常忘记按时服药，后果就更加严重了。如果忘了服药，事后想起来是立即补服，还是干脆就算了呢？处理这个问题要视具体情况而定，且补救措施很有讲究。

磺脲类漏服处理措施

短效磺脲类药物（如格列吡嗪、格列齐特）往往要求餐前半小时服用。如果到了吃饭的时候才想起来，那么可以将吃饭的时间往后推半小时；如果吃饭的时间不能改变，也可以偶尔一次餐前直接应用，但要适当减少药量，这样做可能会引起餐后2小时血糖较平时略高，但能够减小下一餐前出现低血糖的风险。如果到了两餐之间才想起来，则需要立即测量血糖，若血糖轻微升高，可以增加活动量而不再补服；若血糖明显升高，可以当时减量补服，不能把漏服的药物加到下一次一起服。如果到了下一餐前才想起来漏服药了，就不用补服了。

双胍类漏服处理措施

单药应用二甲双胍一般不会出现低血糖。如果二甲双胍的用量较小，可以通过加大活动量的方式降低血糖而无须补服。联合用药的患者也最好仅采用增加活动量的方式，或者在明确血糖水平确实高以后再补服，以减少由于用药时间变化导致多种药物相互作用而出现低血糖反应。要是已经到了下一次使用二甲双胍的时间，就无须再补了。

非磺脲类（血糖调节剂）漏服处理措施

漏服瑞格列奈（诺和龙）和那格列奈（唐力）等血糖调节剂的处理方法与短效磺脲类药物类似。如果两餐之间想起前一餐忘记用药，根据监测血糖的结果决定是否减量补服。如果马上到下一餐时间了才想起来，则无须补服，要测餐前血糖，若升高不明显，就无须改变用药量和进餐量；若血糖升高明显，则可以适当减少下一餐餐量，使血糖尽快恢复到正常范围。

胰岛素增敏剂漏服处理措施

罗格列酮（欧迪贝）和吡格列酮（瑞彤）等胰岛素增敏剂只需要每日服用1次，起效较慢，单独使用一般不会引起低血糖，所以单药应用者漏服当日均可补服，联合用药者只要血糖不低，也可当日补上，到了次日则无须再补。

α-葡萄糖苷酶抑制剂漏服处理措施

阿卡波糖（拜唐平）的作用机制是延缓碳水化合物的吸收，所以餐中想起漏服还可补上，吃完饭再补服的降糖效果会大打折扣。

胰岛素治疗

胰岛素是降服"糖魔"的最佳武器

胰岛素在糖尿病治疗中占有重要地位，是由人体胰岛 β 细胞分泌的一种激素，主要作用是促进蛋白质和脂肪合成，同时降低血糖。对于 1 型糖尿病患者来说，胰岛素是用于维持生命和控制血糖的必须药物，2 型糖尿病患者在饮食和运动控制不佳的情况下，也需要胰岛素的介入来减少急慢性并发症的危险，也是治疗 2 型糖尿病的有力武器。

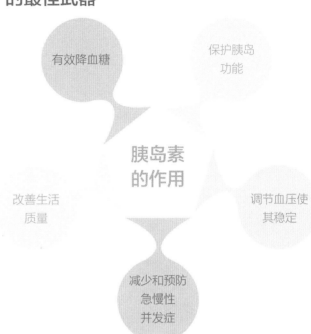

胰岛素的作用

有效降血糖

保护胰岛功能

改善生活质量

调节血压使其稳定

减少和预防急慢性并发症

肥胖的糖尿病患者不宜过早使用胰岛素

对于肥胖、高胰岛素血症的糖尿病患者，或者存在胰岛素抵抗的 2 型糖尿性患者，一般不宜过早进行胰岛素治疗。

尤其是肥胖者，采用胰岛素治疗前必须以很好的饮食、运动治疗措施为基础，否则使用胰岛素后会增加体重，加重胰岛素抵抗对体内血管病变的影响，加重各脏器的负担，使血糖更难控制。

但是对于上述人群，如果出现严重外伤、手术或重症感染时，则必须使用胰岛素治疗。

陈伟有话说

**胰岛素治疗方案
应综合考虑各种情况**

胰岛素的治疗方案要根据病情、血糖控制情况、并发症情况、口服降糖药情况等综合制订，是非常个体化的，也因个人的经济条件等而不同。根据胰岛素的分泌情况，可以分为基础胰岛素治疗方案和强化胰岛素治疗方案两种。

胰岛素适宜人群、不良反应及应对

哪些人需要使用胰岛素

糖尿病患者都存在不同程度的胰岛素缺乏，有的是绝对缺乏，有的是相对缺乏。以下是使用胰岛素的适应证：

- 糖尿病合并妊娠或妊娠糖尿病患者。
- 各种继发性糖尿病（如胰腺切除、肢端肥大症、皮质醇增多症等）患者。
- 1 型糖尿病患者存在胰岛素绝对缺乏。
- 2 型糖尿病患者口服降糖药失效或初诊时血糖过高（尤其是空腹血糖大于 11.1 毫摩 / 升的患者）。
- 2 型糖尿病患者出现急性并发症或严重慢性并发症。
- 2 型糖尿病患者在应激情况下，如严重感染，中等以上手术、创伤等。

快速学会注射胰岛素后出现不良反应的应对办法

1 低血糖

低血糖是胰岛素常见的不良反应之一，多数情况是胰岛素剂量大了，或体内胰岛素用不完了，引起血糖过低（低于 3.9 毫摩 / 升）。突发的、严重的低血糖会导致意识丧失，甚至危及生命。

应对方法：

1. 注射前仔细核对药名和剂量，使用胰岛素泵者需掌握正确的操作方法。
2. 尽可能保持规律饮食，适度运动，如进食较少甚至不能进食或出现腹泻等时，必须在医生指导下减量甚至停止使用胰岛素，切记不宜空腹运动。
3. 定期监测血糖，尤其还需监测凌晨 3 点的血糖，因为此时极易发生低血糖，建议每周监测 2~3 次。
4. 正确掌握胰岛素的注射部位：短效胰岛素、预混胰岛素需在腹部注射，中、长效胰岛素应在臀部或大腿注射。

2 发胖

某些患者使用胰岛素后体重会增加。第一个原因是胰岛素有促进脂肪合成的作用。第二个原因是由吃得多、消耗得少造成的，有些患者采用胰岛素治疗后放松了饮食与运动治疗，导致体重增加。

应对方法：

1. 严格控制饮食，控制总热量，不能因为使用了胰岛素就放任饮食。
2. 根据个人情况适当运动，每周至少5天的有氧运动，如散步、快走、慢跑、打太极拳等。
3. 对于部分无口服药物禁忌的患者，可考虑加用二甲双胍、阿卡波糖片或胰岛素增敏剂，达到减少胰岛素剂量、降低体重的效果。

3 脂肪营养不良

脂肪营养不良有两种完全不同的表现，一是皮下脂肪萎缩，也就是注射部位的皮肤出现局部凹陷，和胰岛素制剂不完全相关；二是皮下脂肪增生，也就是皮下组织出现增生或硬块，因为胰岛素有刺激局部脂肪增生的作用。

应对方法：

为防止脂肪营养不良出现，每次改变注射部位，1周内不要在同一部位注射2次。同时采用热敷、按摩等理疗，可使其慢慢恢复。

4 胰岛素性水肿

有些患者用了胰岛素，血糖立马就控制得很好，但有可能会发生水肿。这跟胰岛素控制血糖后，体内的水分增多有关。

应对方法：

1. 一般来说，胰岛素性水肿的程度较轻，经过几周可自行消失。因此，轻度的水肿现象不用特殊治疗，胰岛素也不用停用。
2. 低盐饮食，避免吃得太咸而致水肿加重。个别水肿程度较重者，可以遵医嘱加用小剂量利尿剂，以防引发心力衰竭。

5 过敏反应

胰岛素制剂中包含的杂质、某些添加成分（如锌、鱼精蛋白）等，以及胰岛素本身都有可能引起过敏。如果打针的部位出现红色斑疹、瘙痒、硬结等，或全身出疹子、出汗、胃肠道不适、呼吸困难等不适，请立即就医。

为预防胰岛素过敏，建议做到：

1. 经常变换注射部位，注射针头要做到一次性使用，打完要换。
2. 已经开封、正在使用的胰岛素不要放在冰箱里，预混胰岛素和中效胰岛素使用前要充分摇匀，以免药液温度过低或药物浓度不均匀，造成对皮肤的刺激。

如果已经发生了胰岛素过敏的糖尿病患者，应该在医生的指导下，尝试下面的方法：

1. 如果只是打针的位置发生了过敏反应，通常过一段时间就会自行消退，无须特殊治疗。若反应持续不退，也可外用或口服抗过敏药物。
2. 更换不同种类或厂家的胰岛素，或换用口服降糖药。
3. 进行胰岛素脱敏治疗。

6 视物模糊

我们眼睛里有个叫晶状体的结构，它将外界光线聚焦在视网膜上，我们才拥有正常视力。高血糖时，晶状体的含水量较多，而用胰岛素治疗时，血糖一旦迅速下降，晶状体里的压力改变，其内的水分会跑出来，光线聚焦也受到影响，于是发生视物模糊。

应对方法：

出现这种情况也不必担心，人体对降下来的血糖逐渐适应后，视力就会在几周内恢复。但如果是渐进性看不清东西，血糖控制好了也不恢复，建议去眼科检查一下有没有眼底问题。

陈伟有话说

不能盲目拒绝胰岛素

胰岛素确实有一些不良反应，但总体说来它是一种非常好的药品。希望糖尿病患者在出现不良反应的时候及时有效应对，怕不良反应而不用胰岛素，导致血糖控制不稳，那样引起并发症后问题更多。

胰岛素有哪些常用类型

胰岛素制剂有很多种，根据胰岛素作用起效的快慢、持续时间的长短，胰岛素制剂可以分为 6 大类。

胰岛素种类	代表产品	药物特点
超短效（速效）	诺和锐、优泌乐、速秀霖	起效快（注射后 10～20 分钟），达峰快（1～3 小时），药效持续时间短（3～5 小时）。餐时或餐前立即注射，都可良好地控制餐后血糖，但用药 10 分钟内必须进食碳水化合物，否则易致低血糖
短效	诺和灵 R、优泌林 R、甘舒霖 R	起效时间为 20～30 分钟，作用高峰为 1～3 小时，持续时间约 8 小时。餐前 30 分钟注射，主要用于控制餐后高血糖
中效	进口的诺和灵 N 和优泌林 N	平均起效时间为 1.5 小时，作用高峰为 4～12 小时，持续时间 18～24 小时。多与短效制剂配合使用。也可在临睡前注射，主要控制夜间血糖和清晨空腹血糖
长效	精蛋白锌胰岛素	起效时间为 3～4 小时，作用高峰为 12～20 小时，持续时间 24～26 小时。注射时间不固定，适用于空腹血糖控制欠佳的糖尿病患者。但该类药物吸收不稳定，药效不稳定
超长效	来得时、长秀霖、诺和平	每天注射一次，早晚注射都行，起效时间为 1.5 小时，持续时间长达 22 小时，药效平稳，无明显的作用高峰，不容易发生低血糖
预混型	由不同比例的短效胰岛素和中效胰岛素混合而成，如诺和灵 30R（短效 30%，中效 70%）、诺和灵 50R（短效、中效各 50%）	起效快（30 分钟），作用高峰为 2～8 小时，持续时间长达 16～20 小时。饭前 30 分钟左右注射为好，可更好地控制餐后血糖

初打胰岛素，如何估算用量

在饮食与运动量固定的情况下，或者掌握了一定规律的情况下，由医生确定每次注射胰岛素的剂量是最好的。一般刚开始使用胰岛素的时候，应使用短效胰岛素，并且要从小剂量开始使用，每 2~3 天根据血糖情况逐步调整胰岛素用量。

单独使用中效胰岛素时，应该在早餐前 30~60 分钟注射，也可以睡前使用，以更好地控制血糖。使用中效、长效胰岛素主要是控制空腹血糖。

全天胰岛素用量 > 40 单位时，无论短效还是长效，一定要分次注射。那么初始剂量怎么确定？在饮食与运动相对固定的情况下，可以根据以下方法进行推算。

按空腹血糖估算

每日胰岛素用量（单位）=[空腹血糖（毫摩 / 升）×18-100]×10× 体重（千克）×0.6÷1000÷2

×18 为毫摩 / 升转换为毫克 / 分升；

100 为血糖正常值（70 毫克 / 分升）；

×10 换算每升体液中高于正常血糖量；

×0.6 是全身体液量为 60%；

÷1000 是将血糖毫克换算为克；

÷2 是 2 克血糖使用 1 单位胰岛素。

为避免低血糖，一般实际用量为估计用量的 1/3~1/2。

> **陈伟有话说**
>
> **胰岛素的使用要个体化**
>
> 体内影响胰岛素作用的因素较多，个体差异较大，上述计算未必符合实际，故应综合病情、血糖与尿糖情况，先给一定的安全量，然后依病情变化逐步调整。
>
> 胰岛素的使用强调个体化原则，要根据患者的糖尿病类型、血糖升高的程度、病程、年龄、有无并发症、是否存在应激状态等综合考虑，决定使用胰岛素的类型、治疗方案以及胰岛素的起始剂量和调整速度等。

按 24 小时尿糖估算

病情轻，无糖尿病肾病，肾糖阈正常者，按每 2 克尿糖给 1 单位胰岛素。

按体重计算

血糖高，病情重，每日按 0.5~0.8 单位 / 千克体重；病情轻，可以按照 0.4~0.5 单位 / 千克体重；病情重，应激状态，胰岛素每日用量不应超过 1.0 单位 / 千克体重。

按 4 次尿糖估算

无糖尿病肾病，肾糖阈基本正常，按每餐前尿糖定性"+"多少估算。一般一个"+"需 4 单位胰岛素。

如何调整三餐前的胰岛素用量

胰岛素应该在每日三餐前注射，以早餐前最多、晚餐前次之、午餐前最少的用量来分配。

因为早餐前体内拮抗胰岛素的激素分泌较多，所以胰岛素用量宜大一些；而一般短效胰岛素作用高峰为2~4小时，因此午餐前用量最小；多数患者睡前不再用胰岛素，至次日早晨再用，所以晚餐前又比午餐前用量要大。如果睡前还用一次，则晚餐前要减少用量，而睡前的用量更少，以防夜间低血糖。

此外，应根据空腹血糖、三餐前血糖、三餐后2小时血糖以及睡前血糖的变化进行胰岛素用量调整，每次增减2~4单位为宜，2~3天调整一次，但是有急慢性并发症、应激状态等特殊情况时，要缩短调整周期。

调整胰岛素剂量时，最好不要三餐前的剂量同时调整，应该选择餐后血糖高的一餐进行调整，如果三餐前血糖均高，应该增加早、晚餐前的胰岛素用量。

根据血糖情况及时调整胰岛素用量

降糖药的应用与患者的饮食密切相关，如果未能进餐的情况下使用降糖药会引起低血糖，如果进餐量减少而降糖药的剂量不变，也容易引起低血糖。当主食摄入量不足的时候，要减少降糖药剂量，主食量恢复正常后，降糖药剂量恢复即可。

血糖值（毫摩/升）	餐前胰岛素增减量	其他处理
＜2.8	减少2~3单位	立即进餐
2.8~3.9	减少1~2单位	无
3.9~7.2	原剂量	无
7.2~8.3	加1单位	无
8.3~11.1	加2单位	饮食要适当减少，比如少吃1个鸡蛋或者少喝1杯牛奶。胰岛素注射后30~40分钟再进食
11.1~13.9	加3单位	饮食适当减少，胰岛素注射后40~50分钟再进餐
13.9~16.6	加4~6单位	饮食适当减少
16.6~19.4	加8~10单位	无
餐前活动量增加	减1~2单位	或加餐
加餐前活动量减少	加1~2单位	

胰岛素注射选对部位

注射胰岛素需要在特定的部位进行，并且注射的部位不同，吸收的效果也不同。胰岛素的注射部位主要有腹部（距肚脐5厘米范围之外）、上臂三角肌下外侧、大腿前外侧和臀部。在胰岛素吸收速度方面，腹部最快，上臂其次，最慢的是臀部。

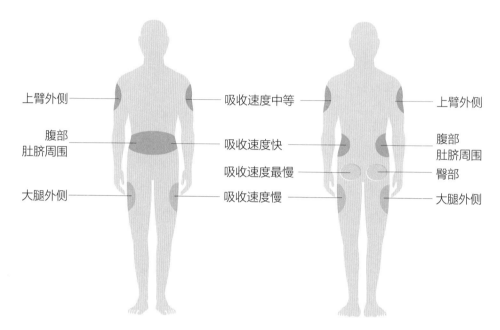

上臂外侧	吸收速度中等	上臂外侧
腹部肚脐周围	吸收速度快	腹部肚脐周围
	吸收速度最慢	臀部
大腿外侧	吸收速度慢	大腿外侧

腹部： 是注射胰岛素最佳部位，最容易进行自我注射，同时也是胰岛素吸收最快的部位，但是要注意不要在距离肚脐三指宽（约5厘米）以内的区域注射。

上臂： 上臂宜选外侧皮肤（不宜选内侧皮肤），皮下层较薄，必须捏起皮肤注射，不方便自我注射，可由家人或医护人员协助注射。

大腿： 大腿较适合进行自我注射，皮下层很薄，注射时需要捏起皮肤，皮下组织的胰岛素吸收率为70%，吸收速度慢。需要注意的是，大腿内侧分布着较多的血管和神经，不宜注射。

臀部： 臀部的皮下层最厚，吸收率低、吸收速度慢，可注射中、长效胰岛素。消瘦的成年人和儿童，经常以此作为注射部位。

胰岛素的注射部位要经常变换

皮下注射胰岛素时，一个注射区域最多可以连续注射2周，2周之后就要换位置。而且这1~2周内也要在同一注射区域内更换不同的注射点。如果长期在同一个部位注射，容易引起局部皮下组织吸收能力下降，影响胰岛素的吸收和利用，还会引起针孔伤口，引发感染。

如何正确注射胰岛素

注射胰岛素要使用专用注射器，主要有使用胰岛素注射器、胰岛素笔和胰岛素泵三种方法。以下以胰岛素笔为例，介绍一下注射流程。

1. 注射前洗净手。

2. 拆下笔芯架。

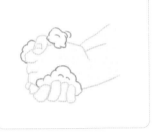

3. 将胰岛素笔芯装入笔芯架内，若为混悬液应先混匀。

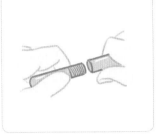

4. 组装胰岛素笔，并装上新的针头。

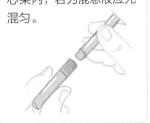

5. 安上针头，取下针帽。

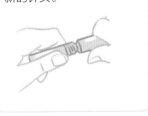

6. 注射前排气，并用酒精消毒注射部位。

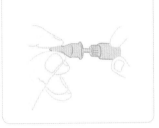

7. 拔出注射推键并调取注射剂量。

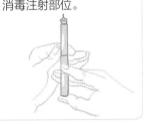

8. 实施注射，注射后停留至少10秒。

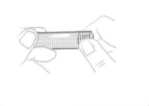

9. 取下针头并丢到专门盛放尖锐物的容器中。

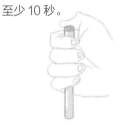

陈伟有话说

胰岛素治疗方案

胰岛素替代治疗：基本或完全依靠外源性胰岛素替代来维持血糖代谢，主要适用于1型糖尿病。

胰岛素补充治疗：通过补充胰岛素使血糖得到良好控制，主要适用于2型糖尿病。

胰岛素强化治疗：指在饮食和运动的基础上，通过每天注射3~4次不同剂型的胰岛素而控制血糖。

胰岛素注射的 6 个注意事项

1
消毒避免感染

要保持皮肤清洁，用 75% 的酒精擦拭皮肤，不能使用碘酒等含碘的消毒剂。消毒时要从中心向四周擦拭，皮肤洁净度不够的时候，可以消毒 2 遍以上。同时不要用未消毒的手或其他物品触碰已消毒的皮肤区域。

要等到酒精挥发后再注射。皮肤消毒后如果酒精没干就注射，酒精会从针眼带到皮下，引起疼痛。

2
酒精干后
再注射

3
针头不要反复
使用

有些患者出于经济上的考虑，往往一个针头用很长时间才更换，这样会造成针尖钝化、倒钩，增加注射时的痛感，而且容易引起脂肪增生、皮肤硬结，影响胰岛素吸收，并增加感染及断针的概率。所以，应遵守针头"一针一换"的原则。

胰岛素应确保皮下注射，如果进针太浅，只扎到皮层，则胰岛素吸收减慢，不利于血糖控制。而进针过深，药液进入肌肉甚至静脉里，不仅增加痛感，而且会显著加快胰岛素的吸收速度，容易引发低血糖。

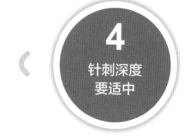

4
针刺深度
要适中

5 注射完要及时卸下针头

注射后不及时卸下针头，很可能增加生物污染。同时在温度变化时，可能有药液流出或空气进入，造成胰岛素的浓度改变。而且在正确使用时，针头或笔芯内会存留少量空气，为避免将空气注入体内并保证胰岛素量的准确，在每次注射前应严格按规定排气。

注射角度需根据针头长短及患者体形胖瘦来决定。使用长针头（8毫米）时，一般需捏起皮肤，以45度角进行注射，以增加皮下组织的厚度，降低将胰岛素注入肌肉层的风险。使用短针头（5毫米）时，则不必捏起皮肤，90度角垂直进针即可。这与体形胖瘦有关，越胖注射角度应越垂直。在注射过程中不能改变针头的注射角度。

6 掌握好注射角度

胰岛素制剂应如何保存

未开封的胰岛素制剂应在10℃以下的温度中冷藏。过高或过低的温度都会影响胰岛素的效用。过高的温度会分解胰岛素，导致其失效。通常温度在30~50℃时，各种胰岛素都会部分失效；温度在55~60℃时，各种胰岛素均会迅速失效。过低的温度会冻结胰岛素，使其失去生物活性。所以，胰岛素最佳的保存温度是2~8℃。在这样的温度下，胰岛素可保持活性2~3年不变。

已打开的胰岛素制剂在保存方面应更加注意。若使用的是注射器抽吸的瓶装胰岛素，因为瓶口有橡皮塞密闭，所以可以在使用后与未开封的胰岛素制剂一同保存。若使用的是笔式胰岛素注射器，则不能再放回原来的地方冷藏，而应置于室温下（约25℃）。在这种温度下，胰岛素笔芯里的制剂能保存6周左右。

陈伟有话说

辨别胰岛素是否变质

在注射胰岛素之前，糖尿病患者应注意辨别所使用的胰岛素是否变质，若变质，则不宜再使用了。辨别胰岛素是否变质，从其性状上就可得知。速效和长效胰岛素类似物以及短效胰岛素都是澄清无色的液体，看起来像清水一样，若有异样则不再适合使用；中效胰岛素、预混胰岛素或预混胰岛素类似物都是混浊的，使用时须将其摇匀，若摇匀后有沉淀、颗粒或团块，则表明已变质，不要再继续使用。

体重正常的 2 型糖尿病患者怎么用药

2 型糖尿病患者需要终身进行饮食控制和运动治疗，如果单纯的饮食、运动控制无法将血糖控制到满意的程度，那么需要药物干预，以下就是根据血糖情况而进行药物治疗的方案。

体重正常的 2 型糖尿病患者

饮食和运动治疗 4~6 周后没有明显效果 ▶

口服单药治疗：
- 磺脲类
- 格列奈类
- 格列酮类
- α－葡萄糖苷酶抑制剂

血糖控制不满意 ▶

口服降糖药联合治疗：
- 磺脲类＋格列酮类
- 磺脲类＋二甲双胍
- 磺脲类＋α－葡萄糖苷酶抑制剂
- 格列酮类＋α－葡萄糖苷酶抑制剂
- 格列奈类＋格列酮类
- 格列奈类＋二甲双胍

血糖控制仍不满意 ▶

胰岛素补充治疗：
连用 1~2 种口服降糖药＋胰岛素（中效或长效制剂每日 1~2 次）

血糖控制依旧不满意 ▶

胰岛素替代治疗：
短效、中效、长效制剂合用，多次注射

超重、肥胖的 2 型糖尿病患者怎么用药

超重、肥胖的 2 型糖尿病患者也要以饮食为基本治疗原则，然后根据情况调整用药。

超重和肥胖的 2 型糖尿病患者

饮食和运动治疗 4~6 周后没有明显效果 ▶

口服单药治疗：
- 二甲双胍
- 格列酮类
- α - 葡萄糖苷酶抑制剂

血糖控制不满意 ▶

口服降糖药联合治疗：
- 磺脲类 + 二甲双胍
- 磺脲类 + α - 葡萄糖苷酶抑制剂
- 格列奈类 + 格列酮类
- 格列酮类 + α - 葡萄糖苷酶抑制剂
- 二甲双胍 + α - 葡萄糖苷酶抑制剂
- 磺脲类 + 格列酮类
- 格列奈类 + 二甲双胍
- 格列奈类 + α - 葡萄糖苷酶抑制剂

血糖控制仍不满意 ▶

胰岛素补充治疗：
连用 1~2 种口服降糖药 + 胰岛素（中效或长效制剂每日 1~2 次）

血糖控制依旧不满意 ▶

胰岛素替代治疗：
短效、中效、长效制剂合用，多次注射

漏打胰岛素怎么办

有的糖尿病患者经常漏打胰岛素，对于血糖水平不是很高的 2 型糖尿病患者来说，漏打的问题不大；而对于 1 型糖尿病、妊娠糖尿病、血糖水平波动较大的 2 型糖尿病及一些继发性糖尿病患者来说，就需要积极处理，否则可能会发生严重后果。

能否用口服降糖药补救

对于血糖水平不是很高的 2 型糖尿病患者来说，可在餐后服用二甲双胍补救。而对于 1 型糖尿病、妊娠糖尿病、血糖水平波动较大的 2 型糖尿病及一些继发性糖尿病患者来说，则只能选择胰岛素。

应用不同类型胰岛素的补救措施

由于每位糖尿病患者注射的胰岛素是不一样的，因此在漏打补救时，采取的措施也不同。

原用情况	补救措施
一天 1 次长效胰岛素，漏打一次	尽快补上即可。也可从此改变注射时间，将注射时间调整为补打时间（如早 8 点补打胰岛素，以后均早 8 点注射胰岛素）
短效或预混型胰岛素	餐后立即皮下注射超短效胰岛素或超短效胰岛素与中效胰岛素预混的胰岛素
一天多次的短效胰岛素	餐后补打相同剂量的超短效胰岛素（如原餐前注射诺和灵 30R 20 单位，改为餐后注射诺和锐 30R 20 单位）
一天多次的预混型胰岛素	1. 餐后补注相同剂量、相同比例的预混胰岛素（如原餐前注射诺和灵 30R 20 单位，改为餐后注射诺和锐 30R 20 单位） 2. 如果手头没有预混胰岛素，只有超短效胰岛素，在早餐前漏打，可在早餐后及午餐后注射超短效胰岛素（如原早餐前注射诺和灵 30R 20 单位，改为早餐后注射诺和锐 6 单位，午餐后注射诺和锐 12 单位）；如果在晚餐前漏打，可在晚餐后补打超短效胰岛素（如原晚餐前注射诺和灵 30R 20 单位，可改为晚餐后注射诺和锐 8 单位） 3. 下一餐前开始规律注射胰岛素。注意切不可将两次预混胰岛素合并成一次于下一餐前注射 4. 如果餐后不能及时用上胰岛素，可于方便时立即测定血糖，然后少量应用短效或超短效胰岛素（4~10 单位）。1~2 小时后复查血糖，如仍较高，可再次皮下注射小剂量胰岛素，反复多次注射可使血糖水平接近正常，但需注意低血糖反应，并于下一餐前常规应用胰岛素

Q 胰岛素是不是比吃药效果好？

A 有一部分糖尿病患者认为胰岛素没有不良反应，在不需要胰岛素治疗时强烈要求打胰岛素。其实胰岛素的应用除了不方便外，还有一些短期与长期的不良反应，比如过敏反应和皮下脂肪萎缩或肥厚、水肿、屈光不正和视网膜病变加重、低血糖、体重增加、胰岛素抵抗、长期大量外源性胰岛素摄入（高胰岛素血症）导致的动脉粥样硬化等。因此，胰岛素是把双刃剑，具体是否适合使用，还要结合病情并遵医嘱。

Q 吃着药打着针就行，没症状不用复查？

A 糖尿病用药的目的是把血糖尽可能地控制在达标范围，预防并发症，而有些患者虽然承受着用药的不便却不追求用药的疗效，好像用药只是为了追求心理安慰，只要没有不适症状就不就诊。其实许多时候血糖轻度升高并无症状，至多会有一些乏力的感觉，但是高血糖的危害却是持续存在的，相关并发症出来就麻烦了。因此正确做法是：每周都需要监测血糖，定期去医院复查，每年评估一次糖尿病的相关并发症。

Q 治疗糖尿病，只降血糖就行吗？

A 我们降糖的目的是为了预防糖尿病的急慢性并发症，尤其是动脉硬化，而动脉硬化的危险因素除了血糖，还与血压、血脂、抽烟等有关，如果存在两个以上危险因素，那么血管并发症的程度便会大大增加。因此，防治糖尿病并发症需要全方位无死角，改善生活方式，戒烟，兼顾血压、血脂，这样才会取得良好效果。

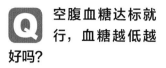

Q 空腹血糖达标就行，血糖越低越好吗？

A 有相当一部分糖尿病患者只监测空腹血糖，但许多患者是以餐后血糖升高为主，这样做的最终结果就是餐后血糖得不到有效控制，病程持续进展，并发症便会出现。还有许多糖尿病患者一味追求血糖达标，认为越低越好，尤其是使用胰岛素和促泌剂的患者，很容易出现低血糖，而后是反应性的高血糖，导致两个严重后果：低血糖对大脑的损伤或致命性的低血糖；波动的血糖加速了并发症的发生发展。因此，糖尿病患者监测空腹血糖的同时，还应监测餐后血糖，每3~6个月查一次糖化血红蛋白，并且把血糖控制在合理范围内。

Q 贵药就是好药，药效越强越好？

A 总有患者对医生要求用最好最贵的降糖药，或者效果最强的。其实，除了胰岛素，口服降糖药种类繁多，机理各不相同。最贵的不一定是最好的，最适合自己的才是最好的。例如二甲双胍是目前临床推荐首选药，远期获益也是最多的。但许多患者认为二甲双胍是老药，又便宜，不认同这个药。

疗效强的降糖药，比如胰岛素促泌剂格列苯脲等却未必是最好的，作用强，易出现低血糖、血糖波动大，长期应用也有体重增加的不良反应，远期获益及其他器官的获益并不如二甲双胍，也没有二甲双胍安全。所以具体选择哪种药物，并不取决于价钱，而是取决于病情和效果。

第 **5** 章

——

防治糖尿病并发症，做到控糖、护血管两不误

低血糖比高血糖更危险

现代人都在为血糖高而烦恼，想尽一切办法降糖。可是生活中还有许多低血糖的事例发生，它的危害不亚于高血糖。因为高血糖对人体的危害一般要经过几年甚至十几年的时间，而低血糖对人体的"摧残"则可能在短暂的几小时内发生，有时甚至是致命性的打击。尤其是老年糖尿病或合并有冠心病者，低血糖可诱发脑卒中、心肌梗死，持续未得到纠正的低血糖还会对大脑产生不可逆的损害，使心脏功能出现异常。

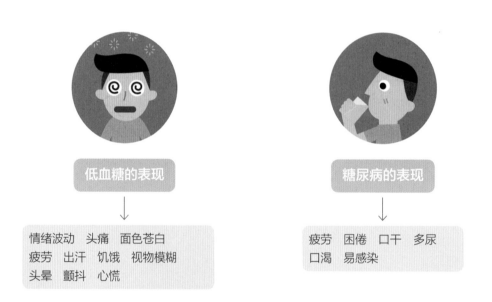

低血糖的表现

情绪波动 头痛 面色苍白
疲劳 出汗 饥饿 视物模糊
头晕 颤抖 心慌

糖尿病的表现

疲劳 困倦 口干 多尿
口渴 易感染

对非糖尿病患者来说，低血糖症的诊断标准为血糖 < 2.8 毫摩 / 升。而接受药物治疗的糖尿病患者只要血糖水平 ≤ 3.9 毫摩 / 升，就属低血糖范畴。糖尿病患者常伴有自主神经功能障碍，影响机体对低血糖的反馈调节能力，增加了发生严重低血糖的风险。同时，低血糖也可能诱发或加重患者自主神经功能障碍，形成恶性循环。

你对低血糖"敏感"吗

低血糖的临床表现与血糖水平以及血糖的下降速度有关，低血糖的症状因人而异，有人可能出现一个或多个轻度到中度的症状，也有人不会有任何症状。那么，如果没有血糖仪，怎么才能知道是低血糖呢？

类型	症状
无症状低血糖	血糖 ≤ 3.9 毫摩 / 升，但无低血糖症状
轻微 – 中度症状	不稳定或紧张；出汗；饥饿；头痛；视物模糊；乏困或疲倦；眩晕或头晕；脸色苍白；四肢不协调；易怒或紧张；急躁；行为善变或情绪化；注意力难以集中；心跳加快或心律不齐
重度症状	不能饮食；癫痫发作或抽搐（剧烈运动后）；出现意识障碍
睡眠中出现低血糖症状	哭泣或做噩梦；出汗严重，睡衣或床单湿透；醒来后感到疲倦、易怒或困惑

糖尿病患者该如何预防低血糖

如果糖尿病患者正在使用胰岛素，要遵医嘱，根据需要制订和调整糖尿病治疗方案，以达到控制血糖疗效的最大化和低血糖风险的最小化。下面的方法也可以帮助糖尿病患者找到诱因，预防和及时治疗低血糖。

自我监测：糖尿病患者要经常监测血糖，以便帮助医生决定患者吃多少药，吃什么食物，以及身体需要多大强度的锻炼。进行自我血糖监测能明显减少低血糖的发生率。有些患者病情不稳定，常发生夜间低血糖，因此睡前应监测血糖，如果血糖偏低，可在睡前适当加餐。

如果有低血糖或经常低血糖，可以咨询医生采用连续的葡萄糖监测器（CGM）。CGM 会定期检测血糖水平，如果血糖过低，仪器就会发出警报。即使在睡眠中有低血糖症，CGM 的警报也会提醒。

安全用药：按医嘱正确使用胰岛素或口服降糖药，定期到医院复查。老年患者不宜服用作用强、持续时间长的降糖药物。

低血糖的可能诱因及预防对策

诱因	对策
未按时进食或进食过少	定时定量进餐，可能误餐时提前做好准备
酒精摄入，尤其空腹饮酒	避免酗酒和空腹饮酒
运动量增加	在运动之前、期间和之后，最好检测血糖，运动前应增加碳水化合物摄入
胰岛素或胰岛素促泌剂	小剂量开始，谨慎地调整剂量
注：随身常备碳水化合物类食物，一旦发生低血糖，立即食用	

低血糖的合理治疗

因为持续的低血糖可导致脑功能障碍，如产生幻觉、胡言乱语、昏迷甚至死亡，因此要及时处理，避免或减少对患者脑部及大血管的伤害。怀疑低血糖时应立即检测血糖水平，以明确诊断；无法检测血糖时，暂按低血糖处理。

一般可以采用以下方法：意识清楚者，进食可以快速升血糖食物，如15～20克糖类制品，以葡萄糖为佳，也可以食用糖水、糖块、果汁、面包、巧克力等。而奶酪等含脂肪多的食物治疗低血糖的速度没有那么快。另外，服用阿卡波糖类药物的患者，由于该药抑制糖苷酶，能延缓淀粉、双糖的分解吸收，所以出现低血糖时需用单糖类的食物才有效，最好是葡萄糖。如果低血糖严重，出现意识障碍，需要尽快送医，医生会采取静推葡萄糖液或肌注胰高血糖素处理。

随身携带两件宝物，及时应对低血糖：

1. 食物，如糖果、饼干等，以备及时纠正低血糖，避免导致严重低血糖。

2. 急救卡片（注明姓名、诊断、电话、用药等），它提供了糖尿病急救有关的重要信息，使发生严重低血糖时能在最短时间得到诊断和治疗。

陈伟有话说

低血糖状态切勿驾车

这是非常危险的情况。如果开车时出现低血糖，一定要停车检测自己的血糖值，同时吃一块糖。过15分钟再次检测血糖，直到血糖恢复正常。如有必要，开车前请吃含蛋白质和碳水化合物的食物，如花生酱饼干或奶酪饼干。

糖尿病急救卡

当您发现我有冒冷汗、发抖、无力或神志不清时，可能是低血糖反应！您可以：

1. 如果我清醒，请给我半杯果汁或三颗方糖，每15分钟一次。如果30分钟情况仍未改善，请立刻送我到医院并通知我的紧急联络人。

2. 如果我神志不清或已经昏迷，千万不要给我吃东西，请立刻送我到医院并通知我的紧急联络人。

我的资料在背面，谢谢您的帮忙！

糖尿病急救卡

目前应用降糖药

名称：

剂量：

治疗医院：

电话：

病历号码：

亲人姓名：

电话：

手机：

糖尿病并发高血压的防与治，既控糖又降压

糖尿病和高血压是一对"孪生兄弟"

我国高血压的发病率是很高的，在糖尿病患者中，并发高血压的概率也非常高。有医学统计显示，糖尿病患者高血压的患病率为非糖尿病患者的2倍，且糖尿病患者高血压患病率的高峰比正常人提早10年出现，而伴有高血压者更易发生心肌梗死、脑血管意外及外围大血管病，并加速视网膜病变及肾脏病变的发生和发展。因此，早期发现这对"兄弟病"很重要，糖尿病患者控制血压更是当务之急。

糖尿病患者诊断高血压的标准

当糖尿病患者的血压水平超过120/80毫米汞柱，即应开始生活方式干预以预防高血压的发生。当糖尿病患者血压≥140/90毫米汞柱者，可考虑药物降压治疗。当糖尿病患者血压≥160/100毫米汞柱或者高于目标值20/10毫米汞柱，应立即启动药物治疗，并可以采取联合治疗方案。

降压和降糖都重要

一般2型糖尿病患者常伴有高血压等症，若血压长期居高不下，很容易导致心脑血管并发症，所以，糖尿病合并高血压，控制血压的重要性绝不亚于控制血糖，故而降血糖与降血压可同时进行，从而防止心血管疾病等并发症的发生，减少脑卒中、心肌梗死等心脑血管事件。建议糖尿病合并高血压患者在服降压药期间，应每周至少检测血压1次，以便及时调整降压药。

陈伟
有话说

血压多少算达标

如果糖尿病患者的年龄小于60岁，血压要控制在130/80毫米汞柱以下。

如果糖尿病患者的年龄大于60岁，血压不超过140/90毫米汞柱即可接受。

有的老年人由于动脉硬化，脉压差（收缩压与舒张压的差值）大，当收缩压（高压）降到140毫米汞柱，舒张压（低压）就会低于70毫米汞柱，对他们的收缩压控制标准可以放宽一些，收缩压达到160毫米汞柱以下即可。

监测血压，避免高血压

一旦查出患有糖尿病，就要进行血压监测。如果血压没有异常，也应至少每三个月做一次血压监测。如果有血压升高的情况，则必须定时、规律地监测血压，遵从医嘱服用降压药，且复诊时需要再次测量血压。糖尿病患者在监测血压时，应当注意这几个问题：

测量血压要定时，并应包含多个时段

很多糖尿病患者都有这样的情况，测量一次血压的结果是正常的，觉得自身也没有什么异常，就不测血压了，这样是不行的。无论血压是否稳定，都要坚持测量血压，并且做到定时、规律。糖尿病患者长期坚持自测血压是非常有必要的，有利于及时发现血压的波动。所谓"定时"，以早上7点和晚上8点最好，这样就基本包含了早饭前、晚饭后（睡前）多个时段，得出的数据较有参考价值。

下肢（脚踝）血压也要测量

测量血压时，我们习惯测量的是上臂血压。通常情况下，下肢的血压比较高，糖尿病患者也需要测量下肢血压，具体方法是：安静状态，裤口上挽，露出小腿下三分之一，用测上臂血压的袖带松紧适宜地缠于小腿下部，使其下缘在内踝上2厘米左右测量即可。脚踝血压可以检测一个人的末端血液循环和缺血情况，有助于早期筛查发生末端血管病变、糖尿病足的风险。如果有下肢血压比上肢血压低的情况，则说明下肢动脉可能存在缺血的情况，需尽快解决。

卧床患者的卧位血压

一些卧床的患者测血压通常采取卧位，但是不同体位测的血压值也不同，一般情况下，同一个人，卧位测得的血压会低于坐位测得的血压。因此，测量血压时要做到"四定"：即每次测血压在同一时间、同一侧肢体、同一个姿势（坐位或卧位）、同一个血压计，这样测得的血压才有参考意义。

正确测量血压的姿势（以电子血压计为准）

1. 裸臂，不要将多件衣袖卷起来，否则会压迫上臂血管，造成测量误差。

2. 取坐位，手掌向上平伸，肘部位于心脏水平，大臂与身躯成45度角。

3. 将袖带平整地缠绕在肘弯上，袖带下缘应位于肘窝以上1~2厘米处，松紧以能够插入一指为宜，袖带的胶管应置于肱动脉搏点上。

糖尿病性高血压的调理要点

饮食少盐、少钠

《中国居民膳食指南（2016）》建议，正常人每人每天盐的摄入量不超过6克。糖尿病患者每天盐摄入量应控制在5克以内更合适，相当于一啤酒瓶盖的量。如合并高血压，每天盐摄入量应控制在3克以内。还要尽量少吃腌制品等加工食品，减少隐形盐的摄入。选购食物时要看包装上的食物成分表，选择钠含量低的食物。例如：一小包9克的番茄调味酱，吃起来酸酸甜甜，里面居然含钠1010毫克，相当于2.5克食盐。

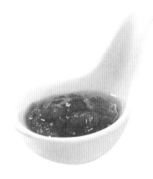

补充膳食纤维和钙

膳食纤维具有调节糖和脂代谢的作用，还能促进钠的排出。很多蔬果都富含膳食纤维。人体如摄入充分的钙，能增加尿钠排泄，减轻钠对血压的不利影响，有利于降低血压。补钙可多选择鱼肉、低脂牛奶、大豆及其制品。

控制脂肪和胆固醇的摄入量

动物性脂肪含饱和脂肪酸高，可升高胆固醇，易导致血栓形成，增加高血压脑卒中的发病率。因此，一定要严格限制动物油及肥肉、蛋黄、奶油、鱼子等高脂肪和高胆固醇的食物。

适当多吃高钾食物，排出体内多余钠盐

钾能扩张动脉、降低外周血管的阻力、促进钠的排出，可在一定程度上降低心血管负担，降低血压。因此，糖尿病患者平时要适当增加钾的摄入。根茎类蔬菜如土豆、竹笋、苋菜、油菜等，水果如香蕉、桃、橘子等都富含钾。

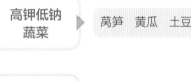

高钾低钠蔬菜	▶	莴笋　黄瓜　土豆
高钾低钠水果	▶	橘子　梨　香蕉
高钾、高膳食纤维食物	▶	绿豆　红豆　荞麦

适当运动和减轻体重

糖尿病合并高血压者，应坚持散步、快走、打太极拳等，一方面可改善机体组织对胰岛素的敏感性，减少胰岛素和其他降糖药的剂量；另一方面对轻、中度高血压有明显的降压作用。但运动强度不宜过大，中度以上的高血压患者尤其注意不能进行高强度运动。

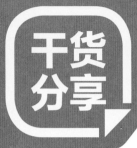

用烹饪妙招阶梯式减盐

重口味的人不要突然减少食盐的摄入量，否则会破坏体内水分平衡，引发脱水，增加血液的黏度。尤其对于上了年纪的人来说，由于自身水分调节能力降低，血流量会降低得更多，因而突然过量减盐易引发脑梗死。因此，减盐可分阶段逐渐递减，假如最初盐的摄入量为每人每日10克，可逐渐递减为每人每日8克、6克、5克、4克。

使用小盐勺

家庭烹调食物用专用的"盐勺"，1勺盐约2克，每人每餐1勺即可，每人每日6克，即3勺。长期坚持清淡饮食，慢慢口味会变淡。

出锅前放盐

烹饪时不要先放盐，要在起锅前再放盐。这样盐附着在食物的表面，能使人感觉到明显的咸味，又不至于用盐过量。

用酸味代替咸味

刚开始低盐饮食时，如果觉得口味太淡，可在饮食中用醋、柠檬汁等酸味调料，既可以"加重"口味又能减盐，还可以让味道更好。比如，煎蛋的时候少放点盐，加点柠檬汁就很美味。

用味道重的调料来调味

在烹饪菜肴的时候可以充分利用孜然、胡椒粉等调味料来代替盐，或者适当加入蒜、葱、洋葱等口味较重的食材提味。这样可以掩盖菜品的清淡。

加入果仁碎

做拌菜的时候，适当撒入一些芝麻、核桃碎、花生碎等，吃起来别有一番风味，缓解少盐的清淡。

陈伟有话说

盐也不是越少越好

有个词是"过犹不及"，为了预防心血管疾病要少吃盐，但并不是越少越好。人体摄入的盐需要保持在一定的范围。正常血钠含量不低于135毫摩/升，如果血钠含量低于这一水平还限制盐的摄入，不利于健康。血钠过低时，人会感到乏力、精神差。

凉拌黑豆

材料 黑豆80克，芹菜50克，红甜椒
30克。

调料 盐3克，香油2克，八角、干辣
椒、花椒、肉桂、陈皮各适量。

做法

1 黑豆洗净，用清水浸泡8小时；芹菜洗
净，切成丁，放入沸水中焯一下；红甜
椒去蒂洗净，切成丁。

2 锅内放水，加入盐、八角、干辣椒、花
椒、肉桂、陈皮煮开，然后放入黑豆，
中火焖煮至熟，捞出，凉凉。

3 将芹菜丁、红甜椒丁和黑豆拌匀，加
盐、香油拌匀即可。

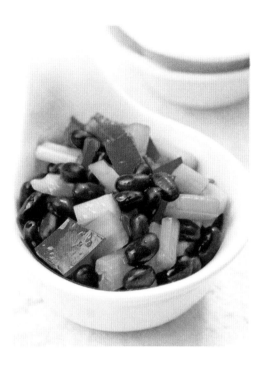

山楂炖牛肉

材料 山楂100克，牛瘦肉500克。

调料 葱花、花椒粉、盐各适量。

做法

1 山楂洗净，去子和蒂；牛瘦肉洗净，切
块，放入开水中焯去血水。

2 炒锅倒入植物油烧至七成热，下葱花、
花椒粉炒出香味，放入牛肉块翻炒均匀。

3 倒入开水和山楂，用小火炖熟，用盐调
味即可。

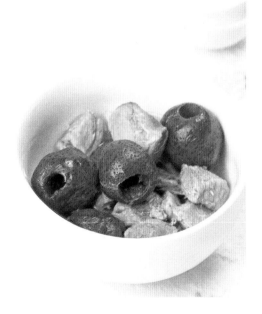

第**5**章 防治糖尿病并发症，做到控糖、护血管两不误

防治糖尿病并发血脂异常，
掐断心脑血管病的导火索

糖尿病与血脂异常喜欢"结伴而行"

糖尿病患者更容易发生血脂异常，而血脂异常又助纣为虐，是造成糖尿病并发心肌梗死的首要危险因素。血脂异常越严重的糖尿病患者，发生心血管疾病的风险也就越高。在同样的情况下，胆固醇高的患者要比胆固醇正常的患者发生心血管事件的风险高得多。

近年来大量医学研究表明，血脂异常不仅会影响血管，还会损伤人体其他组织和器官。甘油三酯和游离脂肪酸沉积在肝脏内造成脂肪肝，沉积在胰岛引起毒性而逐渐破坏胰岛功能。因此，糖尿病患者应积极预防和治疗血脂异常，这对减少其血管并发症（特别是大血管并发症），维持现有的胰岛功能，促进相对健康是非常重要的。

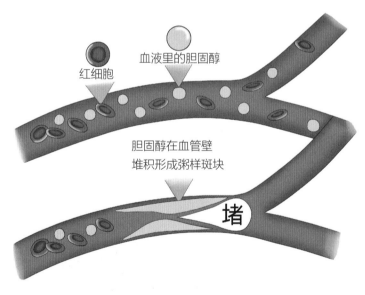

红细胞

血液里的胆固醇

胆固醇在血管壁堆积形成粥样斑块

堵

血液中低密度脂蛋白胆固醇含量升高，在血管壁沉积，形成粥样斑块，造成血液不畅，甚至堵住血管

为什么糖尿病患者易发生血脂异常

研究发现，2 型糖尿病患者中 42% 合并了血脂异常，以混合型血脂紊乱多见，主要包括空腹和餐后甘油三酯升高；HDL-C（高密度脂蛋白胆固醇）降低；胆固醇和LDL-C（低密度脂蛋白胆固醇）正常或轻度升高，且 LDL-C 发生质变等。2 型糖尿病

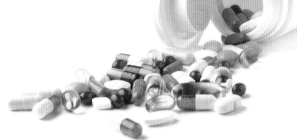

患者的脂代谢异常与胰岛素抵抗和腹型肥胖等代谢因素有关。导致患者血脂异常的主要原因是由于胰岛素作用不足、胰岛素抵抗等所致的极低密度脂蛋白（VLDL）、甘油三酯（TG）的产生过多和清除缺陷。所以降糖治疗和降脂治疗对糖尿病患者来说很重要。

如何辅助防治糖尿病血脂异常

戒烟限酒血不稠

烟酒可使人体血管收缩，加重血黏程度，糖尿病患者应当戒烟限酒，养成良好的生活习惯。

运动降糖又降脂

通过运动控制体重既可改善胰岛素抵抗，降低血糖，又能降低血脂，预防动脉粥样硬化，预防大血管病变。运动可以遵循"一三五"原则，即饭后 1 小时运动，每次运动30 分钟以上，每周至少保证 5 次以上的运动。运动时注意循序渐进、持之以恒，同时运动要有一定的强度，运动后身体发热、微微出汗为宜。

陈伟有话说

广播体操、快慢步行是比较适宜的活动

广播体操、快慢步行都是适合糖尿病伴血脂异常患者的锻炼方式。早餐前可以伴随着舒缓的音乐进行广播体操锻炼，时间以 3～5 分钟为宜；若在早餐后则可以延长到 10～20 分钟，患者可以自己酌情调控时间。"快慢步行"是指步行速度可采取快慢结合的方式，先快步行走5 分钟，然后慢速走（相当于散步）5 分钟，然后再快行，这样交替进行。

遵医嘱服调脂药物

除了改变生活方式，糖尿病患者出现血脂异常时需要在医生指导下服药。《中国成人血脂异常防治指南》明确提出：糖尿病患者血脂异常的处理原则可根据血脂异常特点，首选他汀类药物治疗，如阿托伐他汀、辛伐他汀等。如果糖尿病患者甘油三酯 > 5.6 毫摩 / 升，会增加胰腺炎的发生率，这时首要任务是降低甘油三酯，首选非诺贝特等贝特类药物。需要注意，众多的实验研究和长期的临床实践结果表明，在各类调脂药物中，胆汁酸结合树脂如考来烯胺等，虽可降低糖尿病患者 LDL-C 水平，却会升高血清甘油三酯的水平，故糖尿病患者不宜选用。

糖尿病血脂异常的血脂控制目标

积极监测血脂，纠正脂代谢紊乱，可以预防糖尿病性动脉硬化的发生，也能防治冠心病、脑卒中。这里要强调的是，糖尿病患者不能以化验单上的正常值作为参考，不要认为化验单上没有箭头标识就万事大吉，因为糖尿病患者的血脂控制标准不同于非糖尿病患者，前者要求更为严格。血脂四项中，任何一项出现异常均需要及时干预。特别需要注意的是，要把"坏胆固醇（低密度脂蛋白胆固醇）"控制达标。

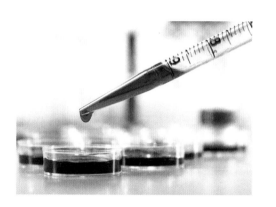

	正常人血脂达标标准			糖尿病患者血脂达标标准
	血脂合理范围	临界高水平	升高	
总胆固醇（毫摩/升）	< 5.18	5.18~6.19	≥ 6.20	< 4.50
甘油三酯（毫摩/升）	< 1.70	1.70~2.25	≥ 2.26	< 1.50
低密度脂蛋白胆固醇（毫摩/升）	< 3.37	3.37~4.12	≥ 4.13	< 2.50
高密度脂蛋白胆固醇（毫摩/升）	< 1.04		≥ 1.55	< 1.10

陈伟
有话说

血脂正常了应坚持用调脂药

服用调脂药物2~3个月以后，一定要到医院复查血脂，观察治疗方案是否适合自己。在服用调脂药后，还需要监测肝功能，如果发现不能耐受调脂药物，需要及时换药。如果经过饮食、运动、服药治疗，糖尿病患者血脂正常了，仍然需要坚持服用调脂药。一方面，血脂紊乱与血糖异常一样，都需要长期治疗，停药后往往会复发；另一方面，调脂药的使用可以大大减少糖尿病患者发生心脑血管疾病的风险。

防治血脂异常必须管住嘴

肥胖是糖尿病及糖尿病并发症的源头。从肥胖到糖尿病的进展一般为：肥胖→糖耐量低减→2型糖尿病→难以控制的高血糖→糖尿病并发症→致残及死亡。可见，糖尿病患者有效控制体重可以大大降低糖尿病并发症的发生率，而控制体重的有效方法之一就是管住嘴。

多食富含必需脂肪酸的食物

当体内不饱和脂肪酸不足时，就会增加2型糖尿病的发病风险，还容易导致动脉粥样硬化。不饱和脂肪酸可通过食物来补充，橄榄油、干果类、鱼类等食物均富含不饱和脂肪酸。

另外，一些饱和脂肪酸含量多的食物要尽量少吃。饱和脂肪酸容易导致身体发胖、血脂升高，还会在血管中形成血栓，对糖尿病的控制是很不利的。我们经常见到的食物中，牛、羊、猪等动物的油脂以及奶油中饱和脂肪酸含量较多。

远离高胆固醇食物

糖尿病并发血脂异常患者，每天摄入的胆固醇要少于300毫克，动脉粥样硬化患者每天不宜超过200毫克。动物内脏、肥肉、蛋黄、干贝、鱿鱼、蟹黄等，一定要少吃！

膳食纤维摄入量每天不低于25克

膳食纤维是人体基本营养素之一，它可以吸收肠道内多余的甘油三酯、胆固醇、糖分，促进其排出体外，是糖尿病并发血脂异常患者的"好友"。日常饮食中可适当增加膳食纤维的摄入量，每天不宜低于25克。膳食纤维可以通过增加粗粮、低糖蔬果的摄入量来补充，如洋葱、圆白菜、豆类、西蓝花、番茄、柚子等。

陈伟有话说

山楂菊花荷叶饮对控制血糖血脂有益

取山楂片10克，白菊花5克，干荷叶3克。用开水泡饮，一日2次，连用一个月，也可常用。山楂菊花荷叶饮有化滞、散瘀、扩张血管壁、降低胆固醇和甘油三酯、控制血压等作用。需要注意的是，脾胃虚寒者不宜常服。

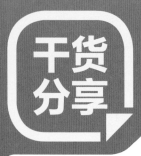

降脂不能闷头跑，
定期监测不可少

血脂是血浆中的胆固醇、甘油三酯和类脂如磷脂等的总称。与疾病密切相关的血脂主要是胆固醇和甘油三酯。胆固醇累积过多是造成血脂异常的重要原因之一。

胆固醇不能过多也不能过少

胆固醇的分子结构就像海水中不断升腾的气泡，当这些"小气泡"裹在大鱼大肉里被人吃进体内，在小肠吸收后就慢慢根植在血液中，最后沉积到动脉的血管壁上，引起血脂异常、动脉粥样硬化等。血液中的胆固醇就像白色的凝乳，在手术中触摸到覆盖在血管壁上的胆固醇，就像摸着刚刚出炉的奶油蛋糕般滑腻、温热。胆固醇生来并不坏，只是也不能过多。

总胆固醇 ＝ 好胆固醇（HDL-C） ＋ 坏胆固醇（LDL-C） ＋ 甘油三酯（TG）

好胆固醇：帮助清理垃圾

高密度脂蛋白（HDL）是人体内运送垃圾的卡车，高密度脂蛋白可以结合血管内的胆固醇，在胆固醇堆积到血管壁之前，就把胆固醇清理走，运回肝脏分解代谢。与高密度脂蛋白结合的胆固醇就被称为"好胆固醇"。

坏胆固醇：堵塞"血管交通"的罪魁

如果把高密度脂蛋白比作人体运送垃圾的卡车，低密度脂蛋白就是堆在街边的垃圾袋。低密度脂蛋白与胆固醇结合后使胆固醇更容易在血管壁上堆积，形成粥样斑块，是引起"血管交通"堵塞的罪魁祸首。这就是低密度脂蛋白胆固醇（LDL-C）被称为"坏胆固醇"的原因。

"提高""降低"是我们对待胆固醇的基本态度："提高"是提好胆固醇，"降低"是指将坏胆固醇降下去。

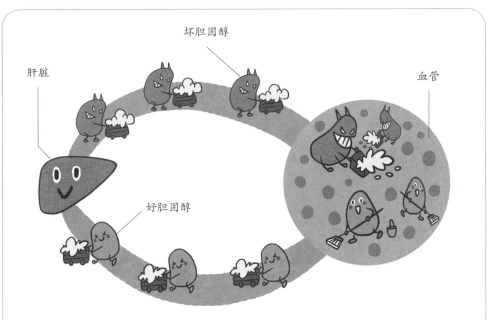

肝脏

坏胆固醇

血管

好胆固醇

胆固醇遇上高密度脂蛋白变成好胆固醇，会回到肝脏进行分解；胆固醇碰上低密度脂蛋白变成坏胆固醇，会在血管内堆积，日积月累，容易导致血管堵塞

血脂异常查什么

　　血脂异常本身没有特别明显的症状，不做血脂化验很难被发现，很多人在体检时发现血脂异常，往往感觉"突如其来"。就血脂监测来说，建议查这四项：总胆固醇（TC）、甘油三酯（TG）、低密度脂蛋白胆固醇（LDL-C，坏胆固醇）和高密度脂蛋白胆固醇（HDL-C，好胆固醇）。

化验血脂前的注意事项

1 空腹 12 小时以上。要求在采血前一天晚 8 点钟开始禁食（包括零食），可少量饮水。于次日早上 8~10 点去采血，次日早仅可少量饮水，也就是应空腹 12~14 小时后，晨间采血。

2 抽血前应有 2 周时间保持平时的饮食习惯，以避免改变饮食对血脂的影响。抽血前一天不要吃高脂食物、不饮酒、不做剧烈运动。近 3 个月无急性病、外伤、手术等意外情况。心肌梗死发生后，应在 24 小时内抽血检查，才能代表事件发生前的基线水平。

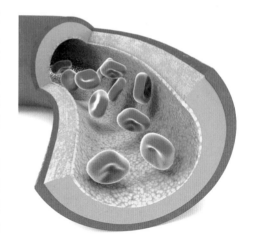

3 抽血前最好停止服用影响血脂的药物（如调脂药、避孕药、某些降压药、激素等）2~4 周，否则应记录用药情况。如果是在服用调脂药物治疗的过程中检验药物的效果，不需要停药。

4 至少要有 2 次化验结果证实血脂异常，诊断方可确立，2 次检查间隔时间不宜超过 3 周。

5 心肌梗死或冠状动脉搭桥手术后数周，胆固醇水平较低，不能代表平时的血脂水平。

需要多久复查一次血脂

对于血脂异常的 2 型糖尿病患者，第一次口服调脂药物治疗 4 周后，应监测血脂水平，如果未达到控制要求，则需要调整治疗方案，再经过 4 周后复查，直至血脂控制达标。对于血脂水平控制达标的糖尿病患者（低密度脂蛋白胆固醇＜ 2.6 毫摩 / 升，甘油三酯＜ 1.7 毫摩 / 升），建议每半年监测一次血脂。

陈伟
有话说

"瘦"不是血脂正常的金标准

一般的印象是，只有胖子血脂才高，瘦人血脂应该正常。事实上，体形正常或偏瘦的人血脂升高的并不少见。引起血脂升高的原因很多，包括遗传、代谢和多种环境因素，体重只是原因之一。如家族性高胆固醇血症是一种常染色体显性遗传性疾病，体内存在低密度脂蛋白清除障碍，总胆固醇和坏胆固醇也因此显著升高，瘦人的血脂不但可以升高，还可能明显升高。常规的调脂药物治疗效果不理想，往往需要加大剂量或联合用药。因此，无论谁，也不要对血脂异常掉以轻心，尤其是中老年人，容易发生心脑血管疾病，定期检测血脂很有必要。

凉拌莴笋丝

材料 莴笋 400 克。

调料 苹果醋、盐、香油各适量。

做法

1 莴笋削皮，切细丝，用盐，腌渍 2 分钟，冲洗干净并控干水分。

2 将莴笋丝放入容器中，加其他调料拌匀即可。

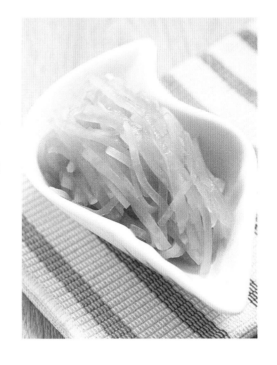

紫甘蓝大拌菜

材料 紫甘蓝 100 克，生菜、红甜椒、黄甜椒、苦菊、熟花生米、圣女果各 30 克，熟黑芝麻适量。

调料 醋、生抽、香油各 5 克，盐 3 克。

做法

1 紫甘蓝洗净，切丝；生菜洗净，撕成片；红甜椒、黄甜椒分别洗净，去蒂及子，切片；苦菊洗净，撕成大片；圣女果洗净，去蒂，对半切。

2 将所有食材放入盘中，加醋、生抽、盐、香油拌匀即可。

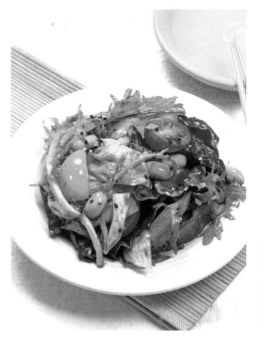

糖尿病并发冠心病的防与治，让心脏活力十足

冠心病对糖尿病患者很有好感

糖尿病本身以及糖尿病易并发的脂代谢紊乱、血管和神经纤维病变等，都可能引发心脏的功能性和器质性改变，导致冠状动脉粥样硬化性心脏病的出现。与正常人相比，糖尿病患者发生心脑血管疾病的风险增加2~4倍。所以，糖尿病患者应积极治疗糖尿病、控制血糖水平、控制导致心脏病的高危因素，从而延缓糖尿病并发症的发生与发展，提高患者的健康状态与生活质量。

糖尿病并发冠心病不同于普通的冠心病

特点一：容易出现体位性低血压

许多糖尿病并发冠心病患者起床后，常感觉一阵头晕眼花、心慌、出汗，严重者甚至出现昏厥。测血压时发现，患者由卧位到站立时收缩压下降大于30毫米汞柱、舒张压下降大于20毫米汞柱，这种情况临床称之为"体位性低血压"。

特点二：休息状态下心跳加快

正常人在运动时心率增快，休息时心率减慢。但有些糖尿病并发冠心病患者表现为静息状态下心率增快，同时伴有心悸、心慌、胸闷、头晕等症状，或不管活动与否都是"固定心率"，这是因长期糖毒性导致迷走神经和交感神经功能受损的缘故。

特点三：无症状心梗更可怕

普通冠心病患者在心肌缺血缺氧时会发生心绞痛。糖尿病患者合并冠心病者，由于神经功能受损，即便心肌发生严重的缺血、缺氧，甚至出现急性心肌梗死等危重情况时仍毫无知觉，这种无痛性心肌梗死极易误诊、漏诊，也是造成猝死的原因之一。因此，糖尿病患者即使无心血管病相应症状，也需定期做心血管相关检查，以便早发现、早干预。

特点四：心血管病发病年龄提前

很多人认为心脑血管疾病多见于中老年人。但糖尿病患者因常伴有高血压、血脂异常、肥胖等多重心血管危险因素，导致心血管病的发病年龄要比非糖尿病人群提前5~10年，许多肥胖的2型糖尿病患者年纪轻轻就患上了高血压、冠心病，甚至因急性心肌梗死导致猝死。

特点五：女性的保护作用消失

非糖尿病患者中绝经前女性冠心病发病率显著低于同年龄男性，而在糖尿病患者中该性别差异消失。

糖尿病　让血糖降下来干货分享

如何应对心血管危机

糖尿病患者不仅要积极地控制血糖，还要注意保护自己的心脏。事实上，只要糖尿病患者从心底重视起来，并采取积极的措施，糖尿病并发心血管病是可以预防和治疗的。糖尿病患者保护血管、防治冠心病，不仅需控糖、调脂，还需长期坚持体检筛查并发症。建议糖尿病患者定期检测血压、血脂、血糖、糖化血红蛋白，心电图以及心脏和外周血管超声。若出现明显心律不齐、血压降低、恶心、呕吐、疲乏和其他不能解释的症状和体征，都应引起警惕，需要到医院做进一步检查，以避免心血管急症的漏诊。

预防和延缓糖尿病性心脏病发生和发展的措施

1.要到医院通过各种客观的医学检查，全面了解自己的心脏情况，并据此合理地安排自己的工作和生活，避免过度劳累，避免过于剧烈的活动，对超过能力范围的事要坚决避免。

2.控制总热量摄入、少食多餐、饮食清淡、戒烟戒酒，保持良好的心态。

3.为改善心脏冠状动脉供血状况，提高心肌供氧、供血，可在医生的指导下适当服用扩张冠状动脉药物。

4.为防止体位性低血压的发生，起立和躺下都应缓慢，不可疏忽。

陈伟
有话说

按摩极泉穴和内关穴有益健康

按摩极泉穴和内关穴，有助于辅助调理糖尿病合并冠心病。

上臂外展，腋窝处触摸到动脉搏动，按压有酸胀感处即是极泉穴，点按极泉穴，稍微用力向旁边拨动，可宽胸理气、通经活络。

内关穴在从腕横纹向上量三横指的两条索状筋之间。糖尿病合并冠心病患者心绞痛、心律失常发作时，用力点按内关穴，每次3分钟，间歇1分钟，有助于止痛和调节心律。

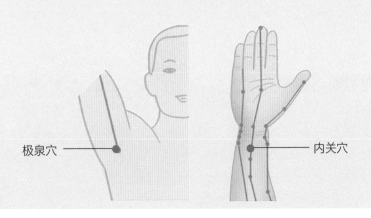

极泉穴　　　　　　　　　　　　　　内关穴

急性心肌梗死，把握黄金 1 小时

把握抢救的黄金 1 小时

这里要送大家一句警言："有胸痛上医院"。糖尿病并发冠心病容易出现胸痛，半数以上急性心肌梗死无先兆，以突发的胸闷、胸痛为表现。面对急性心肌梗死，最重要的理念是"命系 1 小时"，就是医学上常说的时间窗（即抢救的黄金时间）。抓不住时间窗，患者将付出致残、致死的代价。我们要求在最短时间内尽快疏通导致心肌梗死的血管，溶栓要求在到达医院后半小时内进行，经皮冠状动脉介入（PCI）要求在到达医院后 60～90 分钟内进行。如能在起病 1 小时内完成溶栓和 PCI，治疗后即使用最先进的检查技术也查不到心肌梗死的痕迹。抢救所用药物（溶栓药）或器械（如支架）的成本是固定的，治疗越早，挽救的心肌越多，挽救生命的概率越大。因此，对急性心肌梗死患者来说，时间就是生命。

第一时间叫急救车

胸痛患者呼叫急救医疗服务系统（拨打 120）可以明显获益，不要自行转运（包括乘坐出租车、由家人或朋友开车，更不能自己开车前往医院）。

急救车上就能给予的治疗措施

急性心肌梗死患者的死亡约 2/3 发生于发病 1～2 小时内，经常死于到医院之前。急救车上配备有必要的抢救器材和药物，保障患者安全到达医院。

急救车转运急性心肌梗死患者时常用的治疗包括下面 5 个方面：

1. 给氧气。无论有无并发症，急性心肌梗死患者都有不同程度的缺氧。转运途中一般可用鼻导管吸氧，速度 2～4 升 / 分钟。

2. 止痛。剧烈疼痛常使患者烦躁不安，容易扩大梗死面积，诱发心律失常和心力衰竭。

3. 给硝酸甘油。可舌下含服硝酸甘油，静脉输滴硝酸甘油则更好。硝酸甘油可扩张冠状动脉，增加侧支血流到缺血心肌，有利于缓解缺血性疼痛。

4. 进行心电监测和准备除颤器。

5. 嚼服 300 毫克阿司匹林以抗血小板凝聚。

减少院内诊断和治疗的时间

使用急救医疗服务系统转运可引起急诊室医生的重视或通过预先已有的心电图，减少院内诊断时间，从而缩短再灌注治疗时间。

重视糖尿病性眼病，
防白内障、防失明

视网膜病变是糖尿病患者失明的重要原因

很多糖尿病患者刚被确诊，医生就建议他们到眼科去检查眼底，这令某些患者心生不安或不满，认为明明是糖尿病，为啥还要去眼科花钱？其实，由于人体血管遍布全身，高血糖随着血液祸害到哪里，哪里的器官就会遭殃。如果祸害到视网膜里的小血管，就可能导致微血管瘤，棉絮状渗出，眼底出血，甚至失明。

无论是1型糖尿病还是2型糖尿病，均可使眼睛多部位受到糖尿病的影响而引起一系列并发症。最常见、最严重的是糖尿病视网膜病变，这种并发症常使视力受到损害。糖尿病病史的长短和血糖控制的程度直接影响糖尿病视网膜病变的发生和发展，如果血糖控制理想，可使糖尿病视网膜病变发病率减半。

> 患糖尿病5年以内，糖尿病视网膜病变发病率为10%～15%
>
> ↓
>
> 患糖尿病5～10年者，糖尿病视网膜病变发病率为20%～30%
>
> ↓
>
> 患糖尿病超过20年，糖尿病视网膜病变发病率则达到100%

多长时间查一次眼底

早期糖尿病视网膜病变，患者往往没有感觉，不痛不痒，但绝对不可忽视。不要等到视力下降才去看医生，不但治疗花费大，而且效果差。所以要早诊断、早防治。散瞳眼底检查是糖尿病视网膜病变检查最简单也是最常用的方法。散瞳对于大多数患者是必要的，因为不散瞳时医生检查眼底的范围有限，轻微的病变可能遗漏。

2型糖尿病患者因发病隐匿，应在确诊糖尿病后就及时检查眼底，随后每年复查。无糖尿病视网膜病变患者推荐1～2年进行一次检查，轻度病变患者每年检查1次，中度病变者每3～6个月检查一次。

1型糖尿病患者应该在确诊的5年内每年进行眼底筛查；如果1～2年无视网膜病变，可考虑减少筛查的频次；如果发现任何程度的视网膜病变，必须每年筛查，进展期的视网膜病变需要更频繁的检查。如果出现视物模糊、扭曲、眼前黑影飘动，要及时就诊。

> **陈伟有话说**
>
> ### 散瞳后戴墨镜
>
> 散瞳之后患者看东西会有暂时的模糊、畏光，可临时戴上墨镜，4～6小时后即可恢复。如果是驾车来医院看病，需等瞳孔恢复正常后再开车。

早期判断视网膜病变，避免忽视疾病前期的改变

糖尿病眼病早期阶段可以毫无症状，患者很难早期发现。因此，出现下列 7 种症状时，应尽快到眼科就诊。

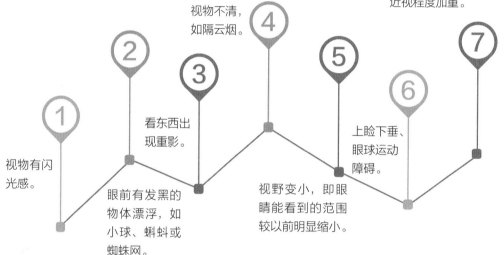

① 视物有闪光感。

② 眼前有发黑的物体漂浮，如小球、蝌蚪或蜘蛛网。

③ 看东西出现重影。

④ 视物不清，如隔云烟。

⑤ 视野变小，即眼睛能看到的范围较以前明显缩小。

⑥ 上睑下垂、眼球运动障碍。

⑦ 视力减退，特别是夜间视力下降明显，或近视程度加重。

陈伟有话说

按揉鱼腰穴，缓解眼睛干涩模糊

鱼腰穴位于额部，瞳孔直上眉毛中央，左右各一。按摩此穴可以镇惊安神、疏风通络。用食指指腹按揉鱼腰穴，每次1~3分钟，每天可以多次按摩。

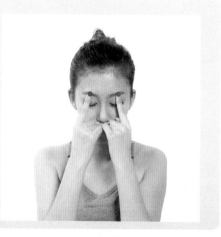

激光治疗要选好时机

视网膜激光治疗是目前公认的治疗糖尿病视网膜病变最好的方法。激光治疗的目的是为了让视网膜病变的部位局部坏死，使视网膜相对不缺血。一般全视网膜光凝术一个疗程要做 4~5 次激光治疗。研究表明，由于糖尿病视网膜病变引起的失明如果能及时光凝治疗，超过 60% 的患者可以避免失明，尤其是在很好控制血糖的情况下。全世界的医生都建议光凝疗法。

光凝是如何起作用的

光凝通过在视网膜上产生集中的光斑，减少了刺激不正常新生血管形成的物质，因此减少出血和视网膜脱离的危险。另外，黄斑区的光凝可以减轻黄斑水肿。这些都能够阻止视力下降，甚至提高视力。一般非增殖性糖尿病视网膜病变，可做局部激光治疗黄斑病变；增殖性视网膜病变，则需做全视网膜光凝，防止眼底出血和新生血管性青光眼等严重并发症。

做激光治疗要考虑相应的适应证

光凝治疗前须有完全清楚的眼底和眼底荧光血管造影资料，具体了解病情和病变。

1. 要求糖尿病视网膜病变要达到一定程度。
2. 血糖控制要平稳。
3. 要看患者心理和身体的承受能力。

糖尿病患者易发白内障

人的眼睛好像照相机，晶状体相当于照相机的镜头，视网膜相当于照相机的底片，当晶状体变混浊了，就称之为白内障。白内障是糖尿病常见的并发症之一。

糖尿病白内障是如何发生的呢？正常情况下，晶状体通过囊膜吸收房水中的营养物质，排出代谢产物。当患有糖尿病时，房水中血糖水平较正常人显著升高，晶状体渗透压升高，吸收水分而肿胀；加之晶状体如同泡在糖水中，代谢产物聚集，蛋白质合成发生障碍，最终导致晶状体混浊，长期慢性高血糖久而久之引起白内障。

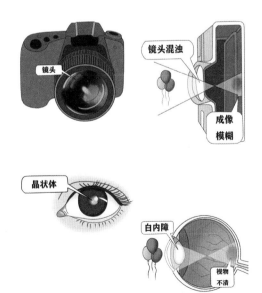

镜头
镜头混浊
成像模糊
晶状体
白内障
视物不清

糖尿病患者如何防治白内障

目前没有任何药物可以使混浊的晶状体再变透明，大多数类型的白内障的首选治疗方法为白内障超声乳化抽吸术，糖尿病性白内障也不例外。虽然白内障手术的效果较好，但糖尿病患者术后视力可能较单纯患白内障的患者差。因此，糖尿病患者防治白内障，一定要控制好血糖，防止或延缓白内障的发生。定期到眼科专科检查，发现问题，及早采取正确有效的治疗措施。

糖尿病患者应控制好自己每天的饮食，可以适当饮用能明目的决明子茶、枸杞子茶、菊花茶等保护眼睛。

食材	宜	忌
谷豆类	玉米、燕麦、荞麦、糙米、黄豆、红豆、豌豆	油炸、烧烤食品
蔬果类	山楂、柚子、苹果、草莓、柠檬、柑橘、胡萝卜、大白菜、芹菜、圆白菜、生菜、番茄、菠菜、空心菜、黄花菜、白萝卜、胡萝卜	
肉蛋奶	猪瘦肉、牛瘦肉、鸽肉、牛奶、酸奶	肥肉、经过腌制加工的肉类
其他	花生油、大豆油、菜籽油、核桃油、香油、醋	芥末、辣椒、大蒜、胡椒

糖尿病患者应谨防失明

控好血糖、血压、血脂：如果血糖控制不理想，又伴有高血压、血脂异常等，糖尿病眼病病情进展可能会加速。因此，在没有出现糖尿病眼部并发症前，一定要控制好血糖，降低血脂、血压，防止或延缓糖尿病视网膜病变的发生、发展。

必要时采取激光治疗：激光治疗被认为是治疗糖尿病视网膜病变的有效方法。

严重时考虑玻璃体切割术：严重的糖尿病视网膜病变，包括玻璃体积血及严重的增殖性病变早期，实施玻璃体切割手术，恢复视力的可能性比延期手术要大得多。

补充叶黄素，保护眼睛：医学研究发现，叶黄素对视网膜中的黄斑有重要的保护作用，因此可多食用富含叶黄素的食物，如菠菜、西蓝花、芥蓝、羽衣甘蓝等新鲜绿色蔬菜和柑橘类水果。

合理使用电子产品：长时间对着电脑、手机，眼睛会很干涩，进而导致眼部症状的发生。因此，糖尿病患者看电脑、手机的时间不宜过长，每隔1小时应起身远眺或眨眼，以减少眼部疲劳；电脑摆放要合理，光照要柔和，身体与电脑间距要保持在60厘米以上，电脑屏幕光亮不宜太刺眼。

不戴或少戴隐形眼镜：因为戴隐形眼镜容易造成细菌滋生，引起感染，也会影响糖尿病患者控制血糖，引发糖尿病眼底病变，所以糖尿病患者应尽量不戴或少戴隐形眼镜。

糖尿病肾病的防治，让泌尿系统畅通无阻

糖尿病的哪些因素对肾脏不利

糖尿病肾病（DN）是糖尿病的主要并发症，也是糖尿病患者的主要死亡原因。近年来，糖尿病肾病的患病率逐渐上升，这些患者中大多数血糖未得到良好控制。因此，糖尿病患者要正确认识糖尿病肾病，这对该病的预防和治疗尤为重要。

导致 2 型糖尿病患者并发早期糖尿病肾病的危险因素主要有患者的病程、糖化血红蛋白水平、低密度脂蛋白胆固醇水平、肾小球滤过率值和尿微量白蛋白肌酐比值。

糖尿病肾病是高血糖导致的肾脏损害，病变可累及全肾，包括肾小球、肾小管、肾间质、肾血管等。血糖控制不佳，长期的高血糖损害微血管，从而影响肾脏功能，出现肾脏病变。

除了高血糖，其他因素也会加重肾损害。如：血脂紊乱可损伤肾小球，加重蛋白尿；高血压时，肾脏血管阻力升高，肾脏血流量下降，造成肾小球内高压；肾小球高压的存在又会促进肾小球硬化，引起蛋白尿；高蛋白饮食可以明显增加肾小球血流量，从而加剧肾脏损害，加重蛋白尿。

只有早期肾病可以逆转

由于早期糖尿病肾病没有明显的临床症状表现，因此，当出现相应的症状如蛋白尿、眼睑水肿时，患者多已到了中、晚期阶段。而糖尿病肾病一旦发生，就会快速恶化，随之而来的还可能有高血压、全身水肿、低蛋白血症等，最终发展成为糖尿病肾衰竭或尿毒症，增加致残率和死亡率。

就目前现状来说，糖尿病肾病的治疗并不是很理想，尤其是过了糖尿病肾病第 3 期，疗效甚微，逐步发展为终末期肾病，最终走向透析或是肾移植，因此要防患于未然，控制好血糖，早期预防，杜绝各种糖尿病肾病的诱发因素，保护好肾功能。

糖尿病患者如何保护肾脏

控制血糖以达到纠正异常代谢，是糖尿病肾病治疗的最根本手段，严格控制血糖可明显减少微量蛋白尿出现或进展为明显肾病。糖尿病肾病患者的血糖控制应遵循个体化原则。一般糖化血红蛋白≤7%，中老年患者可适当放宽，标准建议为7%~9%。

当糖尿病肾脏病变患者的低密度脂蛋白胆固醇>3.38毫摩/升，甘油三酯>2.26毫摩/升时，需要启动降脂治疗。

高血压在糖尿病肾病中不仅常见，同时也是导致糖尿病并发肾病和心血管系统疾病的重要因素。降压是防止糖尿病肾病发生及延缓进展的关键机制。糖尿病患者血压控制标准为140/90毫米汞柱，对于年轻或合并肾脏病变的患者，血压标准为130/80毫米汞柱。

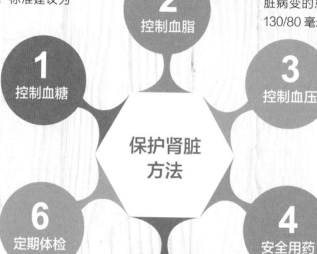

糖尿病患者要把尿蛋白、血尿酸及血、尿肌酐的检查列为常规复查项目，长期监测，及时掌握其动态，以便早发现、早处理和早治疗，更好地降低肾衰竭风险，提高生命安全性。

坚持糖尿病饮食，戒烟，配合适当运动，合理控制体重，对于防治糖尿病肾病都有积极作用。

肾功能不全者优先选择从肾脏排泄较少的降糖药，部分口服降糖药物需要根据肾脏损害程度相应调整剂量，肾功能不全慎用或禁用二甲双胍类药物，以防乳酸性酸中毒，严重肾功能不全患者宜采用胰岛素治疗，药物的选择以及用法要咨询专业医生，避免使用伤肾药物。

糖尿病肾病患者要选用"优质低蛋白"饮食

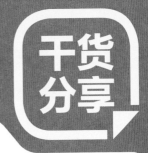

干货分享

有的糖尿病患者担心缺乏营养就大量补充蛋白质，也有的患者怕多吃蛋白质会增加肾脏的负担，就一点含蛋白质的食物都不吃，这两种做法都是错误的。糖尿病肾病的饮食治疗原则应根据病情需要，保证热量需要，蛋白质的选取则应根据尿量、尿蛋白丢失情况及氮质血症严重程度供给。

蛋白质的量

肾功能正常者： 糖尿病患者的膳食蛋白质应与正常人近似，蛋白质摄入量可占供能比的 10%～20%。

糖尿病肾病者： 由于高蛋白饮食可加重肾小球病变，应在营养师的指导下合理安排每日膳食的蛋白质摄入量。建议糖尿病肾病患者在慢性肾病处于 I～Ⅲ 期时，每日摄入0.75 克/千克标准体重的蛋白质；慢性肾病Ⅳ、Ⅴ期（未透析）的患者，每日摄入 0.6克/千克标准体重的蛋白质；到终末期肾病时，蛋白质限制应更加严格；未有其他临床营养治疗的患者，建议每日蛋白质摄入量不低于 30 克。

糖尿病肾病已透析患者： 已开始透析患者可在医生指导下适当增加蛋白质摄入量。

蛋白质的质

高蛋白饮食可加重糖尿病肾病的早期高滤过改变，因此对已有大量尿蛋白、水肿和肾功能不全的患者，宜采取限量保质的原则。为了保证人体营养需要，蛋白质相对量的减少自然提升了对质的要求，蛋白质来源应以优质动物蛋白为主，另外，由于富含蛋白质的食物大都含大量的脂肪，在选用时要注意其脂肪的含量。选择蛋白质食物尽可能选择低脂肪肉类，如牛瘦肉、猪瘦肉、淡水鱼、海产品和去皮禽肉，减少食用绿豆等豆类植物蛋白，因其利用率低，反而会增加肾脏负担。必要时也可在医生指导下补充复方α-酮酸片。

糖尿病肾病患者的饮食安排

合理选择碳水化合物食物

糖尿病患者并发肾病后，必然要求减少进食蛋白质。在热量被减少的同时，需要额外吃含热量高而蛋白质少的食物来代替。因此，糖尿病肾病患者在选择食物时更要慎重。可以选择富含复合碳水化合物的五谷杂粮，如荞麦、燕麦、莜麦、玉米等；也可以选择热量相对高、蛋白质含量相对低的根类蔬菜作为主食，如芋头、红薯、山药、土豆、南瓜等。

严格限制食用高嘌呤食物

由于大量嘌呤在机体内代谢会加重肾脏负担，因此应严格限制食用高嘌呤食物。而各种肉汤、动物内脏、大多数海鲜等都含有大量嘌呤，故应该严格限食。

钾的摄入量低于 1500 毫克 / 日

因为糖尿病合并肾病患者极易出现酸中毒和高钾血症，一旦出现，将诱发心律失常和肝性脑病。因此，每日钾的摄入量应低于 1500 毫克。像油菜、菠菜、韭菜、番茄、海带、香蕉和桃子等含钾高的食物应适当限制，但这并不意味绝对不能吃（含钾高的绿叶蔬菜可先用开水焯一下），而是应该在限钾范围内有选择地吃，同时避免食用浓缩果汁、肉汁。平时可选择钾含量相对低的蔬果。

肾功能不全者，盐降至 2 克 / 日

肾病发展到一定阶段常出现高血压，表现为水肿或尿量减少，限制食盐可以有效防止并发症的进展。所以，糖尿病伴有肾功能不全者食盐量应降至 2 克 / 日，还要注意不吃腌制品。

黑米面馒头

材料 面粉 200 克，黑米面 60 克，酵母 5 克。

做法

1 面粉和黑米面搅匀；酵母溶于水中，倒入面粉中，揉成面团，发酵至原体积的 2 倍大。

2 面团放至案板上揉匀，然后搓成长条，切成数份，搓成馒头生坯。

3 将馒头生坯放在打湿后拧干的湿布上，入蒸锅中，盖盖子发酵 20 分钟，开火蒸熟即可。

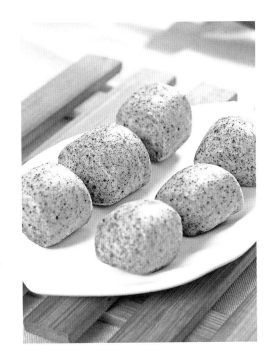

韭菜炒鸡蛋

材料 韭菜 250 克，鸡蛋 2 个。

调料 盐 2 克。

做法

1 韭菜洗净，切段；鸡蛋打散。

2 锅内倒油烧热，将鸡蛋炒至八成熟，盛出备用。

3 锅内留底油，加韭菜段大火快速翻炒，韭菜炒软后倒入鸡蛋，加盐翻炒均匀即可。

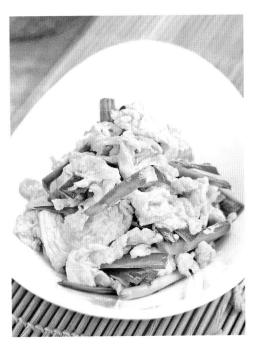

第 **5** 章 — 防治糖尿病并发症，做到控糖、护血管两不误

糖尿病足的防治，让你健步如飞

糖尿病足有什么表现

糖尿病足，是指糖尿病患者长期处于高血糖水平引起的足部神经、血管发生病变，导致供血不足，使正常功能减退，表现为足部的破溃，且常伴有感染。症状因病程和病变的严重程度不同而不同。

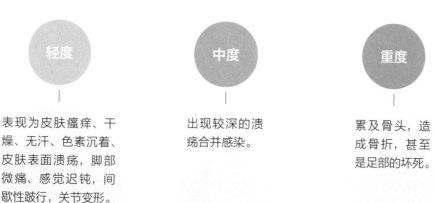

轻度

表现为皮肤瘙痒、干燥、无汗、色素沉着、皮肤表面溃疡，脚部微痛、感觉迟钝，间歇性跛行，关节变形。

中度

出现较深的溃疡合并感染。

重度

累及骨头，造成骨折，甚至是足部的坏死。

间歇性跛行问题出在哪里

糖尿病足患者会表现为走很短距离的路，就感觉足部持续疼痛难忍，不过稍作休息后可以缓解并能继续行走，但继续走路会再次出现疼痛而停下休息。如此走走停停，不能像正常人一样走长距离的路，称为间歇性跛行。

间歇性跛行分为神经性和血管性两种。神经性间歇性跛行常由中老年腰椎管狭窄导致，随着年龄增长，脊椎骨质疏松及韧带弹性减弱，导致代偿性骨质增生、韧带肥厚，占据椎管内有限的空间，使神经和血管受到挤压，缺血缺氧，导致下肢麻、胀、痛等症状，不能行走。若弯腰、下蹲，可使椎管向前弯曲，容量增大，压迫减轻，症状随之缓解。

血管性间歇性跛行常由下肢动脉硬化闭塞症导致，这也是糖尿病患者发生间歇性跛行的主要原因。糖尿病患者多伴发高血压、冠心病、血脂异常，这些伴发疾病常会引发动脉硬化、粥样斑块、动脉中层变性和继发血栓形成，导致下肢动脉狭窄或闭塞，患者会出现下肢远端缺血缺氧症状。轻度患者临床常出现肢体凉感、间歇性跛行、静息痛等症状，重度患者常出现糖尿病足和下肢坏疽，从而导致截肢。

怎样调理间歇性跛行

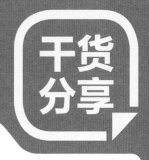
干货分享

糖尿病患者间歇性跛行的治疗关键是积极控制原发病,首先要找到病因,鉴别神经性和血管性病因,其次针对病因,有的放矢。若为下肢动脉硬化闭塞症,除了降压、调脂、控糖外,还应积极改变生活方式,合理运动,去除诱因。

1	彻底戒烟
2	减少脂肪摄入:动物性油脂(肥肉、各种肉皮及动物内脏)尽量避免摄入,植物油摄入量每人每日不超过 25 克
3	避免长时间站立,避免"二郎腿",不穿过紧鞋袜
4	坚持规律运动,以促进血液循环,增进肌肉功能。每天走路 8~10 次,每次步行至出现跛行止,休息到症状消失,然后再行走,逐渐延长步行距离。对于已有下肢动脉狭窄或闭塞患者来说,规律步行可帮助建立侧支循环,帮助防糖尿病足的发生
5	有研究表明,伯格运动可有效改善下肢动脉硬化闭塞症,具体做法: 糖尿病患者平卧,下肢抬高 45 度,保持 1~2 分钟 双足下垂床边,同时双足进行背屈、跖屈左右摆动,脚趾上翘、伸开、收拢直至足部完全变成粉红色,整个过程持续 4~5 分钟 平躺休息 2~3 分钟 连续抬高脚趾、脚跟 10 次。整个动作完成大约 10 分钟。运动时间无特殊规定,早中晚均可
6	遵医嘱合理应用抗凝药物,如阿司匹林,在无禁忌证的情况下建议长期服用,帮助预防血栓的形成
7	当间歇性跛行症状严重时,在休息状态都会有缺血疼痛,患者应做血管造影检查,采用血管内支架或动脉内膜剥脱术手术治疗

糖尿病患者要做好足部护理

什么样的鞋袜适合糖尿病患者

鞋头宽大、不挤脚、透气性好、能够系带的平跟厚底鞋是比较合适的鞋子。买鞋的时间最好选择在下午或傍晚，因为人的脚在行走或者站立了一天后有些肿胀，所以下午的脚会比上午稍大。此时脚已经肿胀，鞋是在脚充分伸展时买的，能够保证穿着最舒适。

袜子的选择最好选择吸水性好、柔软、透气性好的棉袜或纯羊毛袜。袜颈要松一点，以免挤压腿部，避免穿太紧或太松的袜子。不要穿过膝袜。袜子应每天换洗，保持清洁、干燥。

泡脚方法得当

水温应 ≤ 40℃，不宜太冷或太热，洗脚前用手测水温，对水温不敏感者应请家人手测水温，如果有温度计最好用温度计。泡脚的时间不宜过长，以 10～15 分钟为宜。洗完脚后，用柔软干毛巾擦干，特别是脚趾缝间。为保持足部皮肤润滑、防止皲裂的发生，可涂抹适量凡士林等润肤产品，起到一定的保护作用。

正确修剪趾甲

勤剪趾甲，趾甲不要留太长，也不宜剪得太深以防感染。选择专用工具，尽量做到专人专用。剪趾甲时要平直地修剪趾甲，但不要剪得太短，趾甲的长度修剪后应与趾尖平行，可用甲锉将趾甲尖锐的角边缘锉光滑。如果患者视力欠佳或动作不灵活，不要自行修剪，可请家人代劳。注意，剪趾甲时别用力过大，以免剪破

皮肤，造成甲沟炎、皮肤感染而导致严重后果。

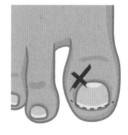
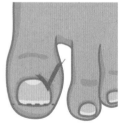

脚被扎破，可能没感觉

糖尿病足患者即使足部皮肤受损，也可能没有感觉而造成感染、破溃。糖尿病患者如果发现有以下情况之一，建议及时就诊、尽早治疗。

1 下肢发凉肿胀，伴有麻木、疼痛或感觉迟钝，甚至消失。

2 足背的血管搏动减弱或消失。

3 脚下垂时，颜色会逐渐变成紫红色。

4 不走路的时候没有明显不适，但一走路就会出现酸胀不适感，而不得不停下来休息。

5 骨骼以及肌肉发生变化，如肌肉萎缩、足部畸形等。

怎样避免"断足截肢"的悲剧发生

预防"断足截肢"和治疗糖尿病足有一个大前提：患者的血糖必须控制良好，否则一切治疗只是空架子。导致足部病变的原因，不外乎血管损害和神经损害。

1 先确定足部血管有无粥样硬化，有无狭窄或闭塞，如果发现，可采用血管

扩张药、抗血小板或抗血栓药物进行治疗。若药物治疗不起作用，可能就需要移植新的血管，进行搭桥等血管成形术。

2 足部病变化脓时要及时采用抗生素进行抗感染治疗。如果溃疡严重，甚至引起坏死时，外科的干预便成为治疗的要点。

3 如果感染难以控制，坏死组织不断发展，通常医生为了保全患者腿部功能、防止感染扩散，不得已时可能会采取截趾或截肢的手术治疗。

糖尿病足自我检查"四部曲"

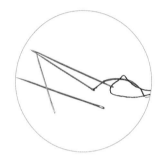

1 重触觉

用大头针或缝衣针比较钝的一端轻轻触碰脚，看是否有感觉，如感觉差，表示触觉减退。

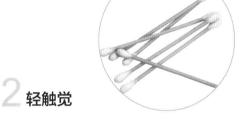

2 轻触觉

用棉签或棉花捻成尖端状，轻轻划过脚底皮肤，看是否可以感觉到，如果没有感觉，就表示轻触觉减退或消失。

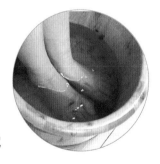

3 温度感觉

用凉的金属体轻轻触碰脚部皮肤，看是否能感觉到凉；用37~37.5℃的温水浸泡双脚，能否感觉到温热，如果没有感觉，表示双脚已有明显的温度感觉减退或缺失。

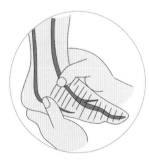

4 动脉血管

用手指轻触脚背靠近脚踝处皮肤，寻找有无足背动脉搏动及搏动的强弱，可与正常人足背部动脉搏动情况进行比较。如摸不到或脉搏很细弱，表示足背动脉供血不足，这种情况常提示在足背动脉上端有大动脉血管狭窄或梗阻，糖尿病足随时都有可能发生。

糖尿病皮肤病的防与治，让皮肤更健康

糖尿病皮肤病知多少

皮肤感染在糖尿病患者中非常常见，甚至有不少患者是在看皮肤感染时被查出患有糖尿病的。糖尿病患者由于长期糖、脂肪、蛋白质代谢紊乱，导致神经和血管病变，出现神经功能紊乱、感觉功能障碍，再加上随着年龄增长，皮肤和黏膜屏障作用减弱，使皮肤抗病能力低下，从而细菌生长和繁殖，导致出现一系列的皮肤问题。

皮肤感染	可见细菌、真菌和病毒感染。细菌感染以金黄色葡萄球菌为主，患者皮肤易发生毛囊炎、疖、痈及蜂窝织炎等。真菌感染如手足癣、股癣等；病毒感染常见的如并发带状疱疹等。
皮肤瘙痒症	糖尿病的皮肤瘙痒症可见全身性或局限性，以外阴、肛周瘙痒更常见，无明显原发皮疹。多见于女性，有的患者就是因为瘙痒去医院检查才被发现患有糖尿病。
特发性大疱	好发于手足部，可突然发生类似烫伤样水疱和大疱，始终不痛，常对称发生，1~2周痊愈而不留痕迹。
糖尿病性红斑	多见于面部及手足，常发生弥漫性的浅红斑，额部最常见，且常在同侧眉毛的外侧伴有脱毛现象。
糖尿病性皮肤病	多发生在胫前，皮损开始为圆形或卵圆形暗红色丘疹，可见一些水疱和鳞屑，最后遗留有小的色素沉着的凹陷性疤痕。
糖尿病性坏疽	常见于下肢尤其是足趾，偶见于外生殖器。初期皮肤麻刺感，以后逐渐或突然发生坏疽。
湿疹	多发生于外阴等摩擦处及皮脂分泌较多的部位，表现为小丘疹、丘疱疹或小水疱。
胡萝卜素沉着症	有血脂异常的糖尿病患者易发生胡萝卜素沉着症，主要是皮肤呈橘黄色，常见于手心、足心和鼻唇沟处，似黄疸，但巩膜无黄染，易于鉴别。

怎样摆脱皮肤反复感染、瘙痒

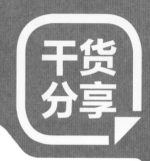
干货分享

控制血糖

通过饮食、运动和药物来严格控制血糖，可有效控制神经病变和皮肤病变。

选择温和的清洁剂和柔软的衣服

坚硬粗糙的肥皂会使皮肤干燥，给敏感的肌肤带来麻烦。为了不刺激皮肤，可以选择性质温和、不含酒精的清洁剂，有助于皮肤保存天然的油脂，防止脱水。另外，护肤品中如果含有 α - 羟基酸或维 A 酸成分，也会使皮肤更加粗糙，选购时要注意看成分说明。贴身衣物以质薄柔软，宽松平贴为宜。

注重保湿

干裂会让病菌潜入皮肤深层，导致感染。皮肤有充足的水分有助于防止瘙痒和皮肤增厚。2 型糖尿病患者皮肤护理的一个重要事项就是防止皮肤出现干裂和溃疡，尤其是有神经病变的患者。在寒冷的秋冬天气里，更要注意给皮肤保湿，防止皮肤变干。糖尿病患者在盆浴或淋浴之后，建议立即在身上涂抹一层保湿霜或乳膏。

注意，脚趾之间不要涂抹保湿乳液，因为这样反而会导致真菌感染。另外，出汗过多、温暖湿润的皮肤褶皱处（如腋窝、乳房下方和腹股沟处）是最容易感染的部位，要注意保持干爽，防止真菌繁殖。

不要搔抓

过于用力的搔抓会破坏皮肤屏障，增加感染风险。建议糖尿病患者用温水淋浴的方法来滋润肌肤，以舒缓瘙痒感；千万不要用热水淋浴，否则会让皮肤更为干燥和发痒。冬季洗澡不要太频繁，可以在房间中使用加湿器，以保持空气和皮肤的湿润。

每天检查皮肤

由于神经病变，很多糖尿病患者即使受伤也可能感觉不到。因此糖尿病患者应当每天检查自己的皮肤是否有破损，尤其是双脚，以免因足部伤口导致严重的并发症，如截肢。

尽快治疗伤口

糖尿病患者一旦受伤，不论伤口大小，都要及时治疗，以防感染。

药浴调理糖尿病皮肤病

药浴是指在水中加入适宜的中草药，经煎煮后，取煎液洗浴局部或全身，以防治疾病。近年来，药浴疗法已成为皮肤科最常用的外治方法。药浴能湿润肌肤、开宣腠理，使药性从毛孔而入，可调和气血，改善微循环，加快新陈代谢，从而治疗皮肤瘙痒症、慢性湿疹、手足皲裂等常见皮肤病。

药浴温度

药浴的水温因人因病而异，对于年老体弱者，药浴温度不宜过高。对有渗出的部位，以温而偏凉的水局部湿敷；对局部角化肥厚性皮肤病加皮肤淀粉样变，应用尽量能耐受的高温药浴，因为药浴的热力作用有助于提高组织的温度，改善局部皮肤的血液循环，且通过皮肤组织吸收后，调节局部免疫状态，抑制毛细血管的通透性，抑制和减少生物活性物质的释放。

常见保健药浴方

药浴的注意事项

- 饱餐或空腹时不能全身药浴。
- 药浴时间一般为20～30分钟，全身浸浴要注意及时补充体液。
- 皮肤过敏者需慎重。
- 糖尿病皮肤破溃者禁用。
- 患有如动脉硬化、心肌缺血、血脂异常、脑卒中后遗症等，药浴时水温不宜过高，时间不宜长，否则会对神经、血管的功能产生不良影响。
- 全身浸浴后，应注意保温，避免感受风寒。可适当外涂具有保护作用的软膏或霜剂，以防皮肤干燥。
- 如患者全身药浴时发生晕厥，应立即停止药浴，将患者移至阴凉通风处安静平卧，对症治疗并注意观察。

1

原料： 绿豆、百合、冰片各10克，滑石、白附子、白芷、白檀香、松香、牛膝各30克，补骨脂20克。

用法： 将药物磨碎后用纱布包好，加适量清水，浸泡10分钟后煮沸，将药液倒入浴盆中，加入适量热水，待温度适中时即可洗浴。

功效： 增强机体的新陈代谢，提高免疫力。

2

原料： 玫瑰花、辛夷各15克，细辛、公丁香各10克，白芷90克，檀香20克，甘草12克。

用法： 将药物磨碎后用纱布包好，加适量清水，浸泡10分钟后煮沸，将药液倒入浴盆中，加入适量热水，待温度适中时即可洗浴。

功效： 疏通经络，行气活血。

糖尿病患者谨防烫伤

由于糖尿病患者会出现感觉神经功能障碍，常有肢体感觉异常。使用热水袋、"热宝"、红外线治疗仪等取暖时，常因其感觉功能减退造成低温烫伤。

糖尿病患者出现烫伤是一件非常严重的事情，因为血糖较高，并且常伴有代谢紊乱和循环障碍，烫伤部位的伤口很难愈合，处理的方法不当或者治疗不及时，时间久了就会出现皮肤破溃坏死，严重的还可能会截肢。

烫伤怎么办

日常生活中如果不幸发生了烧烫伤，一些紧急处理的办法和技巧可以帮助糖尿病患者尽量减低损伤。但有的处理方式，一定要避免。

1 简单清创	立即移除烫伤部位衣物，粘在皮肤上的衣物等待医生处理。 ✓	强行撕去粘在皮肤上的衣物。 ✗
2 创面降温	烫伤部位浸泡在凉水中，或用流水冲洗 10 分钟以上，直至疼痛减轻。 ✓	用冰块直接降温。 ✗
3 保护创面	用绷带或干净衣物覆盖轻微烫伤创面，保护创面。 ✓	用针或指甲挑破水疱。 ✗
4 预防感染	打破伤风针，保持创面清洁。 ✓	涂抹油性药膏、盐、酱油、面粉、牙膏之类的东西。 ✗
5 缓解肿痛	抬高烧烫伤肢体，使其高于心脏水平面，必要时口服泰诺、布洛芬等药物。 ✓	自行使用酒精、碘伏、红蓝药水等药剂对创面进行处理。 ✗

糖尿病骨质疏松的防与治，有效补钙是王道

糖尿病患者为什么易患骨质疏松

据有关统计，约50%的糖尿病患者患有骨质疏松。那么，为什么骨质疏松偏爱糖尿病患者呢？主要是因为糖尿病患者血糖浓度较高时，肾脏会排出过多的葡糖糖，这也是糖尿病患者尿检中会出现尿糖的原因，更重要的是，同时也排出钙离子，时间一久，会导致大量的钙从尿中流失。当大量的钙离子流失后，骨骼中的磷、镁也会随之丢失，从而刺激甲状旁腺分泌，导致骨骼中的钙质释放，骨量减少，引发骨质疏松。

陈伟有话说

补钙不要陷入误区

糖尿病患者对补钙存在两个极端，一些糖尿病患者认为补钙和他毫无关系，另一些糖尿病患者则听信谣言，过度补钙。这些都是不正确的，糖尿病患者是否需要补钙，如何补钙，是有科学依据的。

糖尿病患者可以到医院检查，评估骨密度减低的严重程度。当发生严重的骨质疏松时，应该在医生指导下进行治疗，如补充维生素 D、钙剂等。当只是骨量减少，还没有发展到骨质疏松时，强烈推荐从膳食中补充钙。《中国居民膳食指南（2016）》推荐成人每日钙摄入量为 800 毫克。

补钙掌握这 5 个要点

含钙高、吸收好的食物

整体来讲，在补钙方面，动物性食物、大豆及其制品的吸收率更好。

糖尿病患者补钙首选牛奶、酸奶、奶酪等，虽然它们的钙含量不是最高的，但是钙吸收是最好的。此外，海米、虾皮、鱼类和贝类等钙含量较高，大豆、豆腐干、坚果、芝麻酱、紫菜等也是膳食钙的重要来源。

最佳食物来源 top10 排行榜

（每 100 克可食部分）

食材名称	含量 / 毫克
虾皮	991
黑芝麻	780
白芝麻	620
泥鳅	299
芥菜	294
河蚌	248
萝卜缨	238
黑豆	234
口蘑	169
牛奶	104

不推荐用骨头汤补钙

骨头本身确实含钙，但是里面的钙很难溶解出来，单纯靠喝骨头汤达不到补钙的效果。

如果把骨头敲碎烹调，再适当加点醋，可促进钙质溶出，但效果也很有限，不推荐。

维生素 D 促进钙吸收，补钙同时要补维生素 D

维生素 D 是钙的好搭档，可以全面调节钙代谢，增加钙在体内的吸收。维生素 D 是唯一一个不是主要通过食物获取的营养素，通过晒晒太阳，皮肤就能自行合成。平时多进行日光浴，增加户外活动，能提高体内维生素 D 的含量，提升补钙效果。

乳糖不耐受的糖尿病患者这样喝奶

首先，可以用无糖酸奶代替牛奶，因为酸奶是经过发酵的奶，在发酵过程中大部分乳糖已经被分解为乳酸，乳糖不耐受的人也可以饮用。还可以选择乳糖含量极低的低乳糖牛奶，比如舒化奶。其次在喝牛奶的时候可以采取少量多次的原则，让肠道逐渐习惯，尽量克服乳糖不耐受。注意，尽量不要空腹喝牛奶，可以先吃一些面包、馒头等主食以降低不适感。

全谷杂粮不会影响钙和铁的吸收

全谷、杂粮豆类中含有较多的植酸，有的糖尿病患者担心食用过多会影响钙、铁等的吸收，发生缺钙、贫血等不良问题。其实，在吃豆类食物的时候，提前浸泡一下就能降低植酸含量。制作全麦馒头、全麦面包、杂粮发糕等食物，也可以通过发酵处理去掉植酸，提高矿物质利用率。此外，全谷、杂豆类本身就比白米白面所含的钙、镁、铁等元素多，即便吸收利用率降低一些，总量仍然较高。

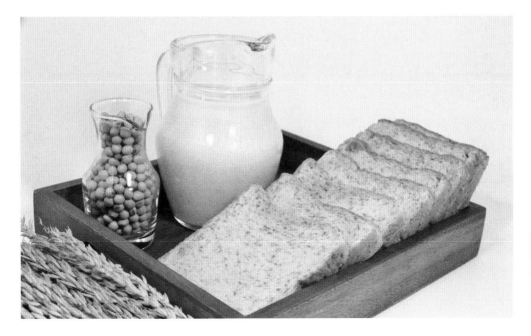

虾仁烩菜花

材料 菜花250克，虾仁100克。

调料 花椒、盐、香油各适量。

做法

1 菜花洗净，掰小朵，入沸水中焯烫，捞出过凉，沥干水；虾仁挑去虾线，洗净，入沸水中焯烫至熟，捞出过凉。

2 将菜花、虾仁拌在一起，加盐调匀。

3 锅置火上，倒入香油，放入花椒炸香，将炸好的油淋在菜花、虾仁上。

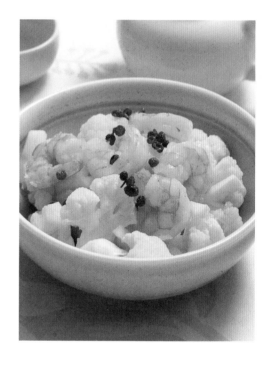

鲜虾牛奶蒸蛋

材料 鸡蛋2个，鲜虾2只，牛奶250毫升。

调料 香油适量，葱花5克。

做法

1 鲜虾处理干净，取虾仁；鸡蛋磕入碗中略搅几下，加入牛奶，边加边搅匀，撇去小气泡。

2 在容器的内壁均匀地抹上一层香油，把蛋液倒入容器里，盖上保鲜膜，用针在保鲜膜表面扎出小孔，放入锅中隔水蒸。

3 至七八成熟时，揭开保鲜膜，加入虾仁，再盖上保鲜膜，一起蒸至熟，撒上葱花即可。

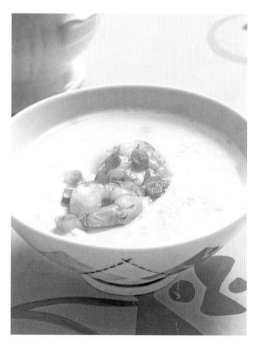

糖尿病热点问答 🔍

Q 家里有糖尿病患者，牙脱落了想镶牙，但牙医要求把血糖降下来才能镶，这是为什么？

A 因为高血糖有可能对伤口愈合不利，也容易引起感染。要知道，口腔不是无菌环境，吃的食物里也有细菌。健康人镶牙之后都需要吃几天抗生素。糖尿病患者的抵抗力差，发生感染的概率更高，加上伤口愈合不良，如果镶了牙长不好，不仅浪费钱，还会影响吃饭。一般医生都会建议把血糖控制好了再去做手术。

Q 医生说要先查胰岛功能才能知道打不打胰岛素，这个怎么查？

A 做胰岛素及 C 肽释放试验，有点类似于糖耐量试验。C 肽是血液中的一种物质，能代表胰岛素的含量。试验方法如下：先抽空腹血浆胰岛素及 C 肽，然后将 75 克葡萄糖粉冲水喝，喝完的 30 分钟、1 小时、2 小时、3 小时各抽一次胰岛素及 C 肽。

Q 治其他病时，需使用激素，测出来血糖偏高，怎么办？

A 要分情况来看，如果以前没有糖尿病史，需检查糖化血红蛋白。如果糖化血红蛋白正常，可考虑继发性糖尿病，即血糖升高是激素引起的，停用激素血糖会恢复正常。如果本来就是糖尿病患者，使用激素致使血糖升高时，可临时调整降糖药用量，停用激素后改回原降糖药用量。

常见食物血糖生成指数

【糖类】

食物名称	生糖指数
麦芽糖	105.0
葡萄糖	100.0
胶质软糖	90.0
绵白糖	83.8
蜂蜜	73.0
蔗糖	65.0
巧克力	49.0
乳糖	46.0
果糖	23.0

【蔬菜类】

食物名称	生糖指数
南瓜	75.0
胡萝卜	71.0
甜菜	64.0
山药	51.0
芋头（蒸）	47.0
青刀豆	39.0
扁豆	38.0
四季豆	27.0
雪魔芋	17.0

【薯类及其制品】

食物名称	生糖指数	食物名称	生糖指数
土豆（烧烤，无油脂）	85.0	土豆（烤）	60.0
土豆（用微波炉烤）	82.0	芋头	54.0
红薯（煮）	76.7	红薯粉	34.5
土豆泥	73.0	藕粉	32.6
土豆（煮）	66.4	粉丝汤（豌豆）	31.6
土豆（蒸）	65.0	土豆粉条	13.6
土豆	62.0		

【豆类及其制品】

食物名称	生糖指数	食物名称	生糖指数
鹰嘴豆（罐头）	42.0	豆腐干	23.7
鹰嘴豆	33.0	豆腐（冻）	22.3
豆腐（炖）	31.9	黄豆（煮）	18.0
绿豆	27.2	蚕豆（五香）	16.9

【谷类及其制品】

食物名称	生糖指数	食物名称	生糖指数
馒头（富强粉）	88.1	玉米（甜，煮）	55.0
黏米饭（含支链淀粉低，煮）	88.0	面条（硬质小麦粉，细，煮）	55.0
糯米饭	87.0	燕麦	55.0
糙米（煮）	87.0	面条（硬质小麦粉，细）	55.0
大米饭	83.2	荞麦（黄）	54.0
米饼	82.0	玉米糁粥	51.8
面条（小麦粉）	81.6	玉米面粥	50.9
烙饼	79.6	黏米饭（含支链淀粉高，煮）	50.0
玉米片	78.5	面条（硬质小麦粉，如鸡蛋，粗）	49.0
油条	74.9	面条（小麦粉，硬，扁，粗）	46.0
玉米片（高纤）	74.0	通心面（管状，粗）	45.0
小米（煮）	71.0	黑米粥	42.3
大米粥	69.4	面条（白，细，煮）	41.0
玉米面（粗粉，煮）	68.0	小麦（整粒，煮）	41.0
荞麦面馒头	66.7	面条（全麦粉，细）	37.0
黄豆挂面	66.6	线面条（实心，细）	35.0
大麦粉	66.0	黑麦（整粒，煮）	34.0
大米糯米饭	65.3	绿豆挂面	33.4
粗麦粉（蒸）	65.0	面条（强化蛋白粉，细，煮）	27.0
小米粥	61.5	大麦子（整粒，煮）	25.0
荞麦面条	59.3	稻麸	19.0

【水果及其制品】

食物名称	生糖指数
西瓜	72.0
菠萝	66.0
葡萄干	64.0
杏（罐头，含淡味果汁）	64.0
葡萄（淡黄色，小，无核）	56.0
芒果	55.0
猕猴桃	52.0
香蕉	52.0
葡萄	43.0

食物名称	生糖指数
柑	43.0
苹果	36.0
梨	36.0
杏干	31.0
桃（罐头，含果汁）	30.0
桃	28.0
柚子	25.0
李子	24.0
樱桃	22.0

【饮料类】

食物名称	生糖指数
芬达	68.0
冰激凌	61.0
橘子汁	57.0
冰激凌（低脂）	50.0
柚子果汁（不加糖）	48.0
菠萝汁（不加糖）	46.0
巴梨汁（罐头）	44.0
苹果汁	41.0
可乐	40.3
水蜜桃汁	32.7

【乳类及其制品】

食物名称	生糖指数
酸奶（加糖）	48.0
老年奶粉	40.8
酸奶酪（普通）	36.0
牛奶（加糖和巧克力）	34.0
酸奶酪（低脂）	33.0
脱脂牛奶	32.0
牛奶（普通）	27.6
全脂牛奶	27.0
低糖奶粉	26.0
牛奶（加人工甜味剂和巧克力）	24.0
酸奶酪（低脂，加人工甜味剂）	14.0
低脂牛奶	11.9

【速食食品】

食物名称	生糖指数	食物名称	生糖指数
法棍面包	90.0	高纤维黑麦薄脆饼干	65.0
卜卜米（家乐乐）	88.0	面包（粗面粉）	64.0
白面包	87.9	油酥脆饼干	64.0
大米（即食，煮6分钟）	87.0	汉堡包	61.0
桂格燕麦片	83.0	土豆片（油炸）	60.3
膨化薄脆饼干	81.0	比萨饼（含奶酪）	60.0
可可米（家乐乐）	77.0	酥皮糕点	59.0
香草华夫饼干	77.0	爆玉米花	55.0
华夫饼干	76.0	燕麦粗粉饼干	55.0
苏打饼干	72.0	荞麦方便面	53.0
小麦饼干	70.0	面包（50%~80% 碎小麦粒）	52.0
面包（小麦粉，去面筋）	70.0	面包（黑麦粒）	50.0
即食羹	69.4	闲趣饼干	47.1
小麦片	69.0	面包（45%~50% 燕麦麸）	47.0
面包（全麦粉）	69.0	面包（小麦粉，含水果干）	47.0
面包（小麦粉，高纤）	68.0	大米（即食，煮1分钟）	46.0
新月形面包	67.0	面包（50% 大麦粒）	46.0
面包（80%~100% 大麦粉）	66.0	面包（混合谷物）	45.0
营养饼	65.7	全麦维（家乐乐）	42.0
面包（黑麦粉）	65.0	牛奶香脆	39.3
面包（80% 燕麦粒）	65.0	面包（75%~80% 大麦粒）	34.0

【混合膳食及其他】

食物名称	生糖指数	食物名称	生糖指数
牛肉面	88.6	饼＋鸡蛋炒木耳	48.4
米饭＋猪肉	73.3	牛奶蛋糊（牛奶＋淀粉＋白糖）	43.0
米饭＋蒜苗＋鸡蛋	68.0	包子（芹菜猪肉馅）	39.1
馒头＋黄油	68.0	馄饨（硬质小麦粉肉馅）	39.0
二合面窝头（玉米面＋面粉）	64.9	番茄汤	38.0
米饭＋蒜苗	57.9	米饭＋鱼	37.0
米饭＋芹菜＋猪肉	57.1	饺子（三鲜）	28.0
馒头＋酱牛肉	49.4	猪肉炖粉条	16.7
馒头＋芹菜炒鸡蛋	48.6		

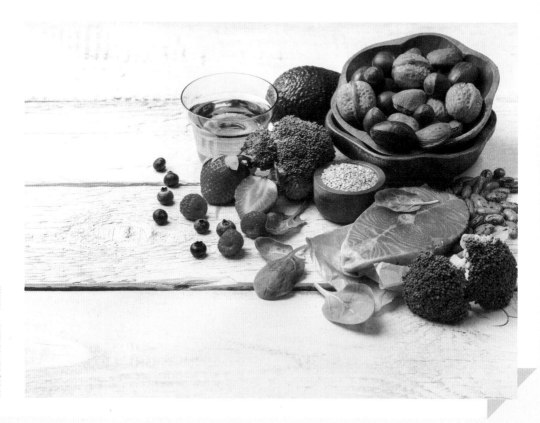